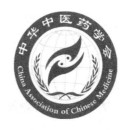

团 体 标 准

中医肛肠科临床诊疗指南

U0272992

2019-01-30 发布 　　　　　　　　　　　　　　2020-01-01 实施

中华中医药学会 发布

图书在版编目（CIP）数据

中医肛肠科临床诊疗指南/中华中医药学会编 . —北京：
中国中医药出版社，2020.4
ISBN 978 - 7 - 5132 - 5761 - 9

Ⅰ.①中… Ⅱ.①中… Ⅲ.①肛门疾病 – 中医外科学 –
指南 ②直肠疾病 – 中医外科学 – 指南 Ⅳ. ①R266 – 62

中国版本图书馆 CIP 数据核字（2019）第 238979 号

中华中医药学会
中医肛肠科临床诊疗指南

*

中国中医药出版社出版
北京经济技术开发区科创十三街 31 号院二区 8 号楼
邮政编码 100176
网址 www.cptcm.com
传真 010 - 64405750
河北省武强县画业有限责任公司印刷
各地新华书店经销

*

开本 880×1230 1/16 印张 4.25 字数 120 千字
2020 年 4 月第 1 版 2020 年 4 月第 1 次印刷

*

书号 ISBN 978 - 7 - 5132 - 5761 - 9 定价 75.00 元

*

社长热线 010 - 64405720
购书热线 010 - 89535836
维权打假 010 - 64405753

微信服务号 zgzyycbs
微商城网址 https://kdt.im/LIdUGr
官方微博 http://e.weibo.com/cptcm
天猫旗舰店网址 https://zgzyycbs.tmall.com

如有印装质量问题请与本社出版部联系（010 - 64405510）

序　言

为落实好 2014 年中医药部门公共卫生服务补助资金中医药标准制修订项目工作任务，受国家中医药管理局政策法规与监督司委托，中华中医药学会开展对中医临床诊疗指南制修订项目进行技术指导和质量考核评价、审查和发布等工作。此次中医临床诊疗指南制修订项目共计 240 项，根据学科分为内科、外科、妇科、儿科、眼科、骨伤科、肛肠科、皮肤科、糖尿病、肿瘤科、整脊科、耳鼻喉科 12 个专业领域，分别承担部分中医临床诊疗指南制修订任务。根据《2015 年中医临床诊疗指南制修订项目工作方案》（国中医药法监法标便函〔2015〕3 号）文件要求，中华中医药学会成立中医临床诊疗指南制修订专家总指导组和 12 个学科领域专家指导组，指导项目组按照双组长制开展中医临床诊疗指南制修订工作（其中有 8 个项目未按期开展）。在中医临床诊疗指南制修订专家总指导组的指导下，中华中医药学会组织专家起草印发了《中医临床诊疗指南制修订技术要求（试行）》《中医临床诊疗指南制修订评价方案（试行）》《中医临床诊疗指南（草案）格式说明及规范（试行）》等文件，召开中医临床诊疗指南制修订培训会及论证会 20 余次，组织专家 280 余人次召开 25 次中医临床诊疗指南制修订项目审查会，经 2 次中医临床诊疗指南制修订专家总指导组审议，完成中医临床诊疗指南制修订工作。其中，有 171 项作为中医临床诊疗指南发布，56 项以中医临床诊疗专家共识结题，5 项中医临床诊疗专家建议结题。按照中医临床诊疗指南制修订审议结果，结合各项目组实际情况，对中医临床诊疗指南进行编辑出版，供行业内参考使用。

附：中医临床诊疗指南制修订专家总指导组和中医肛肠科临床诊疗指南制修订专家指导组名单

中医临床诊疗指南制修订专家总指导组

中医肛肠科临床诊疗指南制修订专家指导组

目　次

ICS 11.120
C 05

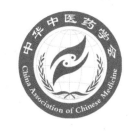

团 体 标 准

T/CACM 1280—2019
代替 ZYYXH/T339—2012

中医肛肠科临床诊疗指南
直肠癌

Clinical guidelines for diagnosis and treatment of proctology in TCM
Carcinoma of rectum

2019-01-30 发布   2020-01-01 实施

中华中医药学会 发布

前　　言

本指南按照 GB/T 1.1—2009 给出的规则起草。

本指南代替了 ZYYXH/T339—2012 中医肛肠科常见病诊疗指南·直肠癌，与 ZYYXH/T339—2012 相比，除编辑性修改外，主要技术变化如下：

——修改了定义（见 1，2012 年版的 1）；

——修改了辅助检查（见 3.1.3，2012 年版的 3.1.3）；

——修改了鉴别诊断（见 3.2，2012 年版的 3.2）；

——修改了辨证分期（见 4，2012 年版的 4）；

——修改了治疗（见 5，2012 年版的 5）；

——修改了中成药（见 5.3，2012 年版的 5.3）；

——增加了某些新的其他疗法（见 5.5）；

——删除手术内容（见 5.6，2012 年版的 5.6）；

——修改了放疗（见 5.7，2012 年版的 5.7）；

——增加了预防与调摄（见 6）。

本指南由中华中医药学会提出并归口。

本指南主要起草单位：重庆市中医院、四川省中西医结合医院、贵阳中医学院附属医院、北京中医医院、中国中医科学院广安门中医院、重庆市肿瘤医院、重庆市北碚区中医院、重庆市铜梁区中医院、沈阳市肛肠医院、中国医科大学附属医院、湖南中医药大学第二附属医院、上海交通大学附属新华医院、银川市中医院。

本指南主要起草人：程俊、曹波、辛世勇、冯利、张青、陈诚豪、郭勇、黄德铨、樊志敏、曹波、杨晨光、周奇德、孟令占、郑卫琴、张太君、王娟、宋娜、赖宗浪。

本指南于 2012 年 7 月首次发布，2019 年 1 月第一次修订。

引　言

　　直肠癌是消化道最常见的恶性肿瘤之一。我国直肠癌的发病率占大肠癌总发病率的 60% ~ 70%，并以腹膜反折平面以下的中、低位直肠癌占大多数，明显较国外高[1-3]。中医治疗已成为直肠癌综合治疗中的重要组成部分。近年来，中医学以其独特的理论体系，采用中药内服、外用和针灸等方法，开展对直肠癌的治疗研究并取得一定进展[4]。中医药在晚期直肠癌诊治与早期术后恢复方面的作用得到了广泛重视。西医 NCCN 每年均有指南更新，将新的有效的治疗方式、方法进行推广，有力地促进了直肠癌的西医诊治进展。但中医的指南更新没有体现现代中医对疾病的诊治进展，我们查阅1980 ~ 2015 年直肠癌中医诊疗的相关文献分析发现，有新的诊治亮点及较高级别的诊治依据，包括基于现代科技的中医微观辨证，基于分子生物学的中医药认识，中医诊疗对晚期直肠癌的生存影响、在术后患者的临床应用价值等方面均急需补充进指南[5-18]。但分析文献同时也发现很多问题。因此目前指南中存在部分内容需要修订和补充，以增强其实用性，使其诊疗效果更高更稳定。基于此，我们开展了本指南的修订工作。本次修订进一步丰富了指南的文献研究内容，使指南的修订工作更加严谨、规范，便于直肠癌指南的推广实施。

　　本指南修订的文献研究基于循证医学证据收集和评价古代及现代文献，收集指南相关的最新研究成果、重点专科诊疗方案、重点学科建设成果等，采用系统评价的分析方法，并根据文献研究结果设计专家咨询表，采用德尔菲法进行三轮专家调查，包括中医肿瘤科专家对疾病术语、定义、诊断、辨证和治疗的修订意见。本次修订工作的亮点是，在以上修订工作基础上，开展了同行一致性评价及质量方法学评价，避免了指南在实施过程中由于地域差别造成的应用不便，保证了指南的规范性、科学性及可行性。

中医肛肠科临床诊疗指南 直肠癌

1 范围

本指南规定了直肠癌的诊断、辨证、治疗。

本指南适用于直肠癌的诊断和治疗。

2 术语和定义

下列术语和定义适用于本指南。

2.1

直肠癌 Carcinoma of rectum

直肠癌是指发生于齿状线至乙状结肠‐直肠交界处的癌。按照病变部位，直肠癌分为高位、中位和低位直肠癌。

本病属中医"癥瘕""积聚""肠风""脏毒""锁肛痔"等范畴[19]。

3 诊断

3.1 诊断要点

3.1.1 临床症状

直肠癌发病相对较隐匿，其早期症状不明显，缺乏特异性。随着肿瘤的生长，可逐渐出现相对应的症状：早期多见排便习惯改变，便次增多或减少，伴有肛门坠胀。继而发生便血，色鲜红或暗红，伴有黏液，且便次增多，有里急后重，或脓血便。晚期由于肿瘤导致肠腔逐渐狭窄而出现粪便变细、变扁或排便困难，甚至出现肠梗阻征象。肿瘤可转移至肝、肺等部位。侵及骶丛时，可有剧烈疼痛，全身出现恶病质。

3.1.2 体征

指诊可查出癌肿的部位，距肛缘的距离，癌肿的大小、范围、固定程度、与周围脏器的关系等。

3.1.3 辅助检查

直肠癌辅助检查参照 ZYYXH/T339—2012 中医肛肠科常见病诊疗指南·直肠癌，但直肠腔内超声和盆腔 MRI 对于直肠癌的临床分期诊断显得尤为重要。内镜检查是诊断直肠癌最有效的检查方法，可直接观察病灶，并取活体组织行病理学检查明确诊断。

3.1.4 病理分期诊断

直肠癌的病理分期诊断参照 ZYYXH/T339—2012 中医肛肠科常见病诊疗指南·直肠癌。

3.2 鉴别诊断

3.2.1 内痔

内痔是直肠末端黏膜下静脉丛发生曲张而形成的柔软的静脉团。初发常以无痛性便血为主要症状，血液与大便不相混，多在排便时滴血或射血。出血呈间歇性，严重时可引起贫血。

3.2.2 溃疡性结肠炎

溃疡性结肠炎主要侵及直肠、结肠黏膜层，常形成糜烂、溃疡，为一种原因不明的弥漫性非特异性大肠炎性疾病，以黏液血便、腹痛、腹泻为主要症状，多数病程缓慢，反复发作。

3.2.3 克罗恩病

克罗恩病属慢性非特异性胃肠道炎症性疾病，可累及胃肠道任何部位，以远端小肠和近端结肠多见，主要表现为腹部包块，腹痛，腹泻，发热，营养障碍，肠梗阻等。

3.2.4 直肠息肉

直肠息肉泛指自直肠黏膜突向肠腔的隆起型病变。多发生在 40 岁以上人群，年龄越大，发生率越高。

3.2.5 血吸虫病肉芽肿病

病人肝脾肿大，嗜酸性粒细胞增高，粪便中可发现血吸虫卵或孵化出的血蚴，肠黏膜活组织检查中可查到虫卵沉着。

3.2.6 直肠结核

起病缓慢，多有原发结核病灶存在。午后发热，盗汗，腹泻，便秘交替出现，病理组织活检可资鉴别。

3.2.7 慢性菌痢

慢性菌痢主要病理变化是结肠溃疡性病变，溃疡边缘可有息肉形成，溃疡愈合后留有瘢痕，导致肠狭窄，若瘢痕正在肠腺开口处，可阻塞肠腺，导致囊肿形成。

4 辨证

4.1 围手术期

4.1.1 湿热蕴结证

腹部阵痛，大便带血或有黏液脓血，里急后重，肛门灼热，或有发热，恶心呕吐，脘腹胀痛。舌红，苔黄腻；脉滑数。

4.1.2 瘀毒内结证

腹部拒按，或腹内结块，里急后重，大便脓血，色紫暗，量多，烦热口渴，面色晦暗，或肌肤甲错。舌紫暗或有瘀点、瘀斑；脉涩。

4.1.3 气血亏虚证

腹胀痛，大便成形，或带黏液脓血，肛门坠胀，甚至脱肛，面色萎黄，唇甲不华，少气乏力，神疲懒言。舌淡，苔薄白；脉沉细无力。

4.1.4 气血瘀滞证

腹中积块软而不坚，固定不移。舌质紫暗或见瘀斑，苔薄白；脉弦细涩。

4.2 辅助治疗期

4.2.1 脾胃亏虚证

饮食减少，食后腹胀，大便溏泄，肢体浮肿，体倦无力，气短懒言，面色萎黄。舌质淡，苔白；脉细弱。

4.2.2 肝胃不和证

胃脘或胁肋胀满疼痛，嗳气，呃逆，吞酸，情绪抑郁，不欲食。苔薄黄；脉弦。

4.2.3 瘀毒内结证

腹部拒按，或腹内结块，里急后重，大便脓血，色紫暗，量多，烦热口渴，面色晦暗，或肌肤甲错。舌紫暗或有瘀点、瘀斑；脉涩。

4.2.4 脾肾阳虚证

腹胀痛，畏寒肢冷，面色苍白，少气乏力，纳食不振，腰膝酸软，大便溏薄，小便清长。舌淡胖，苔薄白；脉沉细微。

注：此期的时间段为从病人决定接受手术治疗开始，至手术治疗基本康复。

4.3 康复期

4.3.1 肝胃不和证

胃脘或胁肋胀满疼痛，嗳气，呃逆，吞酸，情绪抑郁，不欲食。苔薄黄；脉弦。

4.3.2 瘀毒内结证

腹部拒按，或腹内结块，里急后重，大便脓血，色紫暗，量多，烦热口渴，面色晦暗，或肌肤甲错。舌紫暗或有瘀点、瘀斑；脉涩。

4.3.3 湿浊内蕴证

脘腹痞满，身重疲乏，神志昏沉，不思饮食，大便黏腻不爽，小便不利或黄赤。舌淡红，苔白腻或黄腻；脉沉。

4.3.4 气血瘀滞证

腹中积块软而不坚，固定不移。舌质紫暗或见瘀斑，苔薄白；脉弦细涩。

4.4 姑息治疗期

4.4.1 湿热蕴结证

腹部阵痛，大便带血或有黏液脓血，里急后重，肛门灼热，或有发热，恶心呕吐，脘腹胀痛。舌红，苔黄腻；脉滑数。

4.4.2 瘀毒内结证

腹部拒按，或腹内结块，里急后重，大便脓血，色紫暗，量多，烦热口渴，面色晦暗，或肌肤甲错。舌紫暗或有瘀点、瘀斑；脉涩。

4.4.3 湿浊内蕴证

脘腹痞满，身重疲乏，神志昏沉，不思饮食，大便黏腻不爽，小便不利或黄赤。舌淡红，苔白腻或黄腻；脉沉。

4.4.4 脾肾阳虚证

腹胀痛，畏寒肢冷，面色苍白，少气乏力，纳食不振，腰膝酸软，大便溏薄，小便清长。舌淡胖，苔白薄；脉沉细微。

4.4.5 气血亏虚证

腹胀痛，大便成形，或带黏液脓血，肛门坠胀，甚至脱肛，面色萎黄，唇甲不华，少气乏力，神疲懒言。舌淡，苔薄白；脉沉细无力。

4.4.6 肝肾阴虚证

腹胀痛，大便形状细扁，或带黏液脓血，形体消瘦，五心烦热，头晕耳鸣，腰膝酸软，盗汗。舌红，少苔；脉数细。

注：姑息治疗期为不能耐受手术，放化疗的晚期直肠癌患者所处的时期。

5 治疗

5.1 治疗原则

5.1.1 中医治疗

中医学认为，直肠癌是由气、瘀、痰、毒、热互结而成，治病贵在辨证。针对直肠癌术后化疗患者，具有脾胃亏虚，肝胃不和，瘀毒内结，脾肾阳虚的特点，运用中医学的辨证施治理论，以扶正固本为原则，以健脾益胃，疏肝和胃，清热解毒，健脾益肾为法治疗。

5.1.2 西医治疗

直肠癌的治疗方法目前仍以手术切除为主，佐以放疗、化疗、免疫治疗等，近年来中医药的参与，可提高治疗效果。直肠癌在治疗前，需根据不同的分期而选择不同的治疗方案，具体如下。

a）当癌肿局限于肠壁时，应切除病变肠段及其淋巴引流区，以达到彻底根治的目的。此时，根治性切除是首选的治疗。

b）对癌肿已穿透肠壁或已伴区域淋巴转移者，采用根治性切除手术虽也能达到根治的目的，但无法排除残留肉眼看不见的转移的可能，为此必须加强手术前后的综合治疗。

c）对原发癌肿尚能切除，但已有远处转移的病例，应在全身化疗的基础上，尽早切除原发肿瘤，然后进行综合治疗。

d）如转移病变为单发者，则可视患者或者器官受累的情况，在加强综合治疗的基础上，尽量争取切除原发肿瘤。

e）对局部癌肿确已无法切除的病例，为解除或防止梗阻，可首先行造瘘术。

f）对多发性肝转移的病例，可经胃及十二指肠，胃右或网膜右动脉插管至肝动脉内，放置化疗泵，进行区域化疗。

5.2 分证论治

5.2.1 湿热蕴结证

治法：清利湿热。

主方：清肠饮（《辨证录》）加减。（推荐级别：C）

常用药：金银花、当归、地榆、麦冬、玄参、生甘草、薏苡仁、黄芩等。

5.2.2 瘀毒内结证

治法：清热利湿，解毒散结。

主方：槐角地榆丸（《外科大成》）加减。（推荐级别：C）

常用药：槐角、白头翁、败酱草、地榆、荆芥、黄芩、椿根白皮、栀子、生地黄、白芍药、枳壳等。

5.2.3 气血亏虚证

治法：补气益血。

主方：八珍汤（《瑞竹堂经验方》）加减。（推荐级别：C）

常用药：人参、白术、茯苓、当归、川芎、白芍药、熟地黄、甘草等。

5.2.4 脾胃亏虚证

治法：健脾益胃。

主方：四君子汤（《太平惠民和剂局方》）加减。（推荐级别：C）

常用药：人参、茯苓、白术、甘草等。

5.2.5 气血瘀滞证

治法：活血化瘀。

主方：膈下逐瘀汤（《医林改错》）加减。（推荐级别：C）

常用药：五灵脂、当归、川芎、桃仁、牡丹皮、赤芍药、乌药、延胡索、甘草、香附、红花、枳壳等。

5.2.6 脾肾阳虚证

治法：温补脾肾。

主方：理中汤（《伤寒论》）合四神丸（《证治准绳》）加减。（推荐级别：C）

常用药：人参、白术、干姜、甘草、肉豆蔻、补骨脂、五味子、吴茱萸等。

5.2.7 肝肾阴虚证

治法：滋养肝肾。

主方：知柏地黄汤（《景岳全书》）加减。（推荐级别：C）

常用药：知母、黄柏、熟地黄、山药、山茱萸、泽泻、牡丹皮、茯苓等。

5.2.8 湿浊内蕴证

治法：利湿化浊。

主方：萆薢分清饮（《医学心悟》）加减。（推荐级别：C）

常用药：川萆薢、黄柏、石菖蒲、茯苓、白术、莲子心、丹参、车前子等。

5.2.9 阳虚湿阻证

治法：温阳化湿。

主方：附子理中丸（《太平惠民和剂局方》）加减。（推荐级别：C）

常用药：制附子、人参、白术、炮姜、甘草等。

5.2.10 肝胃不和证

治法：疏肝和胃。

主方：柴胡疏肝散（《景岳全书》）加减。（推荐级别：C）

常用药：陈皮、柴胡、川芎、香附、枳壳、芍药、甘草等。

或主方：大柴胡汤（《伤寒论》）加减。（推荐级别：D）

常用药：柴胡、黄芩、大黄、枳实、半夏、白芍药、大枣、生姜等。

5.3 中成药（推荐级别：D）

根据患者辨证分型选择合适的中成药，可考虑选用复方斑蝥胶囊、抗癌平丸、消癌平片、养正消积胶囊、艾迪注射液、康艾注射液、参芪扶正注射液等。

5.4 外用药治疗

参见 ZYYXH/T339—2012 中医肛肠科常见病诊疗指南·直肠癌的外治疗法。

5.5 其他疗法（推荐级别：C）

中药保留灌肠，直肠灌注治疗，针灸治疗，深部热疗。

5.6 手术治疗

参照中华医学会 B0011AE03M 的手术治疗。

5.7 放疗

放疗作为手术治疗的辅助疗法，有提高疗效的作用。术前放疗可提高手术切除率，降低患者术后复发率。术后放疗适用于晚期患者，或手术未达到根治效果，或术后局部复发的患者等。术中放疗适用于位置较深的小癌灶或术中疑有癌残留的部位（临床分期 T3～T4 推荐术前放疗或同步放化疗）。

5.8 介入治疗

参见 ZYYXH/T339—2012 中医肛肠科常见病诊疗指南·直肠癌的介入治疗。

6 预防与调摄

6.1 特色调护

6.1.1 围手术期肠梗阻

中药灌肠治疗。

6.1.2 术后，放化疗后综合征

包括中药外洗，浸泡治疗，以温阳、活血、行气、清热等方药组成。

6.1.3 其他调护

可适当行太极拳、气功及导引等辅助治疗。

6.2 情志调理

直肠癌患者存在心理障碍，临床上诊治应采取以下干预措施：语言开导法、移情却病法、顺意疗法、行为干预法等。

6.3 饮食调养

直肠癌患者日常饮食应注意多食新鲜蔬菜和水果，进食低脂、易消化食物及高优质蛋白、高碳水化合物，保持大便通畅、规律。

参 考 文 献

[1] 中华人民共和国卫生和计划生育委员会医政医管局，中华医学会肿瘤学分会. 中国结直肠癌诊疗规范（2015 版）[J]. 中华消化外科杂志，2015，14（10）：783 - 799.

[2] 陈孝平，汪建平. 外科学 [M]. 北京：人民卫生出版社，2013.

[3] 吴在德，吴肇汉. 外科学 [M]. 北京：人民卫生出版社，2008.

[4] 李乃卿. 中西医结合外科学 [M]. 北京：中国中医药出版社，2010.

[5] 范小华，谭康联，徐小平，等. 大肠癌围手术期中医证候分布及动态变化规律的临床研究 [J]. 新中医，2009（10）：28 - 29.（证据分级：Ⅰ；改良 Jadad 量表评分：5 分）

[6] 宋晓锋. 大肠癌术前中医证候分布特点研究 [J]. 中医临床研究，2014（35）：60 - 61.（证据分级：Ⅱ；改良 Jadad 量表评分：3 分）

[7] 王晓锋. 大肠癌围手术期中医证候分布、演变与临床病理分期的相关性研究 [J]. 北京中医药，2010，29（8）：580 - 582.

[8] 谭康联. 大肠癌患者术后生存质量与中医证型的相关性研究 [D]. 广州中医药大学，2008.（证据分级：Ⅱ；改良 Jadad 量表评分：3 分）

[9] 徐玉芬，王辉，郭勇，等. 围手术期大肠癌患者中医症状特点及证型分布规律初步分析 [J]. 中华中医药杂志，2013（3）：849 - 851.（证据分级：Ⅱ；改良 Jadad 量表评分：3 分）

[10] 刘红茹，刘红英. 刘红英教授在结直肠癌术后化疗中运用中药的临床经验 [J]. 河北中医药学报，2013（3）：43 - 44.（证据分级：Ⅲ；改良 Jadad 量表评分：3 分）

[11] 节阳华，何文婷，张洪亮. 白头翁汤治疗晚期结直肠癌的药效基因组学研究 [J]. 中国医药，2015，10（6）：865 - 868.（证据分级：Ⅲ；改良 Jadad 量表评分：3 分）

[12] 崔同建，陈香莲，焦军全，等. 晚期结直肠癌的中医病位证素与外周血 p53、nm23 的关系探讨 [J]. 福建中医药，2011，42（5）：1 - 3.（证据分级：Ⅱ；改良 Jadad 量表评分：3 分）

[13] 李国峰. 李国栋教授对晚期大肠癌病因病机的认识 [J]. 光明中医，2008（3）：286 - 288.（证据分级：Ⅲ；改良 Jadad 量表评分：3 分）

[14] 郑心婷，林丽珠，陈汉锐. 祛瘀解毒法治疗老年晚期结直肠癌患者的近期疗效观察 [J]. 医药前沿，2012，2（8）：312 - 314.（证据分级：Ⅱ；改良 Jadad 量表评分：3 分）

[15] 许仲宁，杨宇飞，何斌，等. 晚期结直肠癌中医治疗优势病例特点探讨分析 [J]. 北京中医药大学学报，2015，38（4）：277 - 279.（证据分级：Ⅰ；改良 Jadad 量表评分：3 分）

[16] 李猛. 中医药治疗晚期大肠癌的近期疗效观察 [J]. 河北中医药学报，2011，26（2）：21 - 22.（证据分级：Ⅱ；改良 Jadad 量表评分：3 分）

[17] 许云，赵爱光，谷晓红，等. 218 例大肠癌根治术后中医辨证规律的临床研究 [J]. 世界科学技术—中医药现代化，2011，13（6）：938 - 943.（证据分级：Ⅰ；改良 Jadad 量表评分：3 分）

[18] 杨建刚，史恒军，郑瑾，等. 中医综合治疗老年晚期结直肠癌临床观察 [J]. 实用老年医学，2015，10（1）：58 - 62.（证据分级：Ⅱ；改良 Jadad 量表评分：3 分）

[19] 周岱翰. 中医肿瘤学 [M]. 北京：中国中医药出版社，2011.

ICS 11.120
C 05

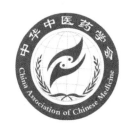

团　体　标　准

T/CACM 1175—2019
代替 ZYYXH/T335—2012

中医肛肠科临床诊疗指南
儿童功能性便秘

Clinical guidelines for diagnosis and treatment of proctology in TCM
Pediatric chronic constipation

2019-01-30 发布　　　　　　　　　　　　　　2020-01-01 实施

中华中医药学会　发布

前　言

本指南按照 GB/T 1.1—2009 给出的规则起草。本指南代替了 ZYYXH/T 335—2012 中医肛肠科常见病诊疗指南·儿童功能性便秘，与 ZYYXH/T 335—2012 相比主要技术变化如下：

——修改了术语及定义（见 2，2012 年版的 2）；

——修改了诊断要点（见 3.1，2012 年版的 3.1）；

——修改并单列了实验室及辅助检查（见 3.2，2012 年版的 3.1.3）；

——西医治疗改为其他治疗（见 5.3，2012 年版的 5.3）；

——增加了小儿推拿手法（见 5.3.4）；

——增加了预防与调摄（见 6）。

本指南由中华中医药学会提出并归口。

本指南主要起草单位：辽宁中医药大学附属第三医院（单位名称）、南京市中医院、北京长青肛肠医院、北京中医药大学东方医院、河北省中医院、成都中医药大学附属医院、福建中医药大学附属人民医院、贵州中医药大学附属医院、浙江省立同德医院、广西中医药大学第一附属医院、长春中医药大学附属医院、北京市二龙路医院、沈阳市中西医结合肛肠医院、中国医科大学附属第一医院、大连市金州区第四医院、中国人民解放军浙江省 117 医院、大庆肛肠病医院、山西中医药大学附属医院、广东省武警边防总队医院、深圳昧奇小儿便秘研究所。

本指南主要起草人：田振国、张虹玺、隋楠。

本指南于 2012 年 7 月首次发布，2019 年 1 月第一次修订。

引　言

便秘是儿科临床常见病、多发病。近年来，随着人民生活水平的提高，饮食和生活习惯的改变，便秘患儿有逐渐增多趋势。便秘日久，可引起食欲减退、腹胀，甚至腹痛、头晕、睡眠不安等，严重者可导致脱肛或肛裂，使小儿恐惧排便，又因恐惧而拒绝排便，更加加重了小儿腹胀及情绪的躁动不安，从而形成恶性循环，对儿童的身心健康和生长发育都产生不利影响，是目前儿科领域值得关注的重要课题。根据儿童生理体质特点，该病进行穴位推拿治疗，效果较好。

儿童有其独有的生理、病理特点，因而治疗小儿便秘不能完全等同于成人，由于推拿疗法安全、舒适，患儿无服药之抵触情绪易于接受，加之小儿"脏器清灵"、皮肤娇嫩，推拿治疗效果灵敏，疗效确切，康复较快，故临床应用普遍。

本指南旨在修订和完善原有的儿童功能性便秘的治疗方案中的中医治疗部分。

中医肛肠科临床诊疗指南 儿童功能性便秘

1 范围

本指南规定了儿童功能性便秘的诊断、辨证、治疗。

本指南适用于儿童功能性便秘的诊断和治疗。

2 术语和定义

下列术语和定义适用于本指南。

2.1

儿童功能性便秘 Pediatric chronic constipation

儿童便秘中90%~95%为功能性便秘，多发生在2~4岁，男女发病无差异。本病主要与遗传、喂养不当、饮食习惯、排便习惯不良、肠道菌群失调和精神心理因素等有关。

本病归属于中医"小儿便秘"等范畴。

3 诊断

3.1 临床表现

3.1.1 症状

患儿多无胎粪排出延长史，曾有正常排便习惯，现每周排便少于或等于两次，粪便干硬，排出困难，可伴便时疼痛，大便带血，腹痛或食欲欠佳。

3.1.2 体征

本病患儿体质一般情况良好，无明显全身体征。严重患儿查体左下腹偶可触及增粗肠管，直肠指诊可触及潴留粪便。

3.2 实验室或辅助检查

3.2.1 结肠造影

本病无先天性巨结肠症X线征象。

3.2.2 肛门直肠测压

肛门直肠测压可鉴别先天性巨结肠症、内括约肌失弛缓症及特发性巨结/直肠症所致的便秘。

3.3 鉴别诊断

儿童功能性便秘需与先天性巨结肠症、脊髓栓系综合征、骶尾部畸胎瘤、先天性肛门直肠畸形等引起的便秘相鉴别。

4 辨证

4.1 肠胃积热证

大便干结，小便短赤，便时肛门疼痛，或有腹部胀满，口干口臭，口舌生疮，心烦面赤。舌苔黄腻；脉滑数。

4.2 肺脾气虚证

虽有便意，无力努挣，腹胀纳呆，神疲气怯。舌淡，苔薄；脉虚。

4.3 肾气不足证

肠间蓄粪而无便意，虽有便意而努挣乏力，纳呆食少，神疲色萎，发育迟缓。舌淡，苔薄；脉沉迟。

5 治疗

5.1 治疗原则

本病治疗的目的主要是祛除潴留于直肠内的粪便，恢复肠道蠕动功能，建立排便反射。对于患儿父母的健康教育、合理使用泻药的指导及对患儿的心理疏导非常重要。

5.2 分证论治

5.2.1 肠胃积热证

治法：消积导滞，清热润肠。

主方：枳实导滞丸（《内外伤辨惑论》）加减。

常用药：枳实、大黄、黄芩、黄连、神曲、茯苓、白术、泽泻。

5.2.2 肺脾气虚证

治法：补益肺脾，行气润肠。

主方：四君子汤（《太平惠民和剂局方》）加减。

常用药：党参、茯苓、白术、当归、升麻、白芍药、甘草。

5.2.3 肾阴不足证

治法：补益肾阴，培本通便。

主方：六味地黄丸（《小儿药证直诀》）加减。

常用药：熟地黄、山药、山茱萸、茯苓、泽泻、牡丹皮。

5.3 其他治疗

5.3.1 口服药物治疗

可配合泻剂短期使用，药物的选择以无毒副作用、不产生药物依赖性为原则，主要包括膳食纤维、益生菌和益生元、乳果糖和聚乙二醇4000等。

5.3.2 灌肠疗法

对于部分粪便潴留严重并有继发性直肠扩张的患儿，可用灌肠法清除粪便，防止粪便嵌塞；亦可采用磷酸钠灌肠液、生理盐水或开塞露定时灌肠。治疗2~4周后，可根据患者的排便日记，逐渐减少灌肠量和次数，促使其形成自主排便。

5.3.3 生物反馈训练

6岁以上患儿，因盆底肌运动不协调或直肠感觉功能减退，可采用此方法训练盆底肌的协调运动和感觉功能，通过屏幕显示盆底肌的收缩和放松，让患儿感知并在医生的指导下训练，通过大脑形成反馈通路，发挥调节作用，还需配合家庭训练，有效率为50%~80%。

5.3.4 推拿疗法[1]

实秘：清大肠、推六腑、运内八卦、按揉膊阳池、摩腹、按揉足三里、推下七节骨、搓摩胁肋。

虚秘：补脾经、清大肠、推三关、揉上马、按揉膊阳池、揉肾俞、捏脊、按揉足三里。

6 预防与调摄

6.1 预防

养成定时进餐、休息、排便的习惯。三餐以米、面、粗粮为主食，避免进食过多动物性食物，同时多吃富含纤维素的新鲜蔬菜、水果、豆类和谷类制品。保证正常液体摄入量。保证正常运动量。

6.2 调摄

在每日清晨或早餐后对患儿进行排便训练，做到定时排便，一般在早餐后30~60分钟进行；限时排便，每次5~10分钟较适宜。早晨借助胃—结肠反射的"餐后早期反应"及"餐后晚期反应"训练排便容易建立条件反射而养成排便习惯。

在不饥不饱排空小便的情况下，平躺在床上，腹部放松，以脐为中心，从右下腹开始，顺时针按摩，力度由轻到重，每次20分钟，循序渐进。

参 考 文 献

[1] 罗才贵. 推拿治疗学 [M]. 北京: 人民卫生出版社, 2006.

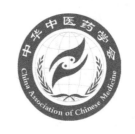

ICS 11.120
C 05

团 体 标 准

T/CACM 1264—2019

中医肛肠科临床诊疗指南
肛乳头肥大

Clinical guidelines for diagnosis and treatment of proctology in TCM
Hypertrophy of anal papilla

2019-01-30 发布　　　　　　　　　　　　　　2020-01-01 实施

中华中医药学会 发布

前　言

本指南按照 GB/T 1.1—2009 给出的规则起草。

本指南由中华中医药学会提出并归口。

本指南主要起草单位：广东省中医院、广州中医药大学第一附属医院、江西省中医院、湖南省中医药研究院附属医院、中山市中医院、河南中医药大学第三附属医院、中山医科大学第六附属医院、北京中医药大学东直门医院、山西省肛肠医院、厦门市中医院。

本指南主要起草人：罗湛滨、范小华、吴文江、李玉英、肖慧荣、荣新奇、彭林、刘佃温、彭慧、赵宝明、孙化中、邱丽娟、王浩。

本指南于 2019 年 1 月首次发布。

引　言

　　国家中医药管理局中医药标准化项目在中医临床诊疗工作中发挥了重要的指导作用。《中医肛肠科临床诊疗指南·肛乳头肥大》（以下简称本指南）属于中医药标准化项目之一。本指南的编写目的在于规范肛乳头肥大的中医临床诊断、治疗，为临床医师提供肛乳头肥大中医标准化处理策略与方法，全面提高中医肛肠科的临床疗效和科研水平。本指南简明实用，可操作性强，符合医疗法规和法律要求，编写过程遵循科学性、实用性、规范性原则，按照"能够为中医行业内实际应用，能被行业外广泛接受和认可，并与国际诊疗指南接轨"的要求，采用循证性中医临床实践指南编制技术方法编写而成。适用于中医肛肠科临床医生、科研人员及相关管理人员，可作为临床实践、诊疗规范和质量评定的重要参考依据。

中医肛肠科临床诊疗指南 肛乳头肥大

1 范围

本指南提出了肛乳头肥大的诊断、辨证、治疗。

本指南适用于肛乳头肥大的诊断和治疗。

2 术语和定义

下列术语和定义适用于本指南。

2.1

肛乳头肥大 Hypertrophy of anal papilla

肛乳头肥大是常见的肛门良性疾病，多数是由于慢性炎症刺激，使肛乳头增生超过2mm，当肛乳头以水肿炎症为主则称为肛乳头炎，一般不脱出肛门；以纤维组织增生为主时，称为肛乳头纤维瘤，以脱出肛门外常见，二者统称肛乳头肥大；临床上可有肛门潮湿、瘙痒、便时有物脱出及肛门异物感，甚至疼痛等症状。

本病归属于中医"悬珠痔"等范畴。[1-2]

3 诊断

3.1 病史[3][4]

本病好发于青壮年人群，女性发病率较男性更高。

3.2 临床症状[3][5]

肛门潮湿、瘙痒，便时可有肿物脱出，有坠胀不适感，甚至疼痛、有分泌物。

3.3 体征[4]

3.3.1 肛门指检

距离肛门2~3cm肛管与肛柱连接区可触及隆起的硬结，小如米粒，大如杏仁，可移动，带蒂者可以手指钩出肛外。

3.3.2 肛门镜检查

肛管与肛柱连接区可见乳头状突起，长度大于2mm，色灰白或灰红，表面光滑，无分泌物。初期质软，呈锥体形，尖端朝向直肠腔，增大后呈息肉状，质硬，有的呈圆柱状或细带状。

3.4 鉴别诊断[3][5]

本病需与内痔、直肠息肉、肛管直肠癌等鉴别。

3.4.1 内痔

内痔色红，易出血及脱出，可并发血栓、嵌顿等。

3.4.2 直肠息肉

直肠息肉在齿线以上的直肠黏膜，色鲜红或紫红，易出血。

3.4.3 肛管直肠癌

肛管直肠癌质硬、活动度差、生长迅速、表面欠光滑，可有脓血性分泌物，伴触痛等，组织活检可明确诊断。

4 辨证[6-7]

4.1 湿热下注证

肛内有异物感，肛乳头充血、水肿，肛周潮湿、瘙痒，有灼热感，便时疼痛加重，渗出少量分泌物，伴有口干舌燥。舌红，苔黄；脉滑或弦。

4.2 气滞血瘀证

肛内有异物感，或肛门排便时肿物脱出于肛外，伴有疼痛，肛乳头色紫暗。舌质暗红或紫暗，苔薄；脉弦涩。

5 治疗

5.1 治疗原则[4]

没有临床症状的肛乳头肥大，原则上可暂不予处理；但当肛乳头肥大伴有的临床症状影响生活质量，则可根据条件采用非手术或手术治疗。

5.2 分证论治

5.2.1 湿热下注证

治法：清热利湿，活血通络。

主方：地榆槐角丸（《外科大成》）加减。（推荐级别：C）

常用药：地榆、槐角、黄芩、野菊花、金银花、当归、生地黄、赤芍药、川芎、赤小豆、甘草、土茯苓。

5.2.2 气滞血瘀证

治法：理气活血，消肿散结。

主方：活血散瘀汤（《外科正宗》）加减。（推荐级别：C）

常用药：川芎、当归、赤芍药、苏木、牡丹皮、枳壳、瓜蒌仁、桃仁、槟榔、大黄。

5.3 中成药

可应用肛泰膏（栓）、马应龙痔疮膏（栓）等[8-10]。（推荐级别：C）

5.4 其他治疗方法

5.4.1 手术治疗（推荐级别：A）[3][5][11]

5.4.1.1 肛乳头结扎切除术

麻醉成功后，肛管常规消毒，在肛门镜下充分暴露肥大的肛乳头基底部，以弯血管钳钳夹乳头根部，以7号丝线于钳下打结扎紧，结扎时边松弯钳边紧线，将线结扎在齿状线处，距丝线0.3cm处，切除远端组织。适用于肛乳头肥大，蒂部粗大者。

5.4.1.2 肛乳头电灼术

麻醉成功后，肛管常规消毒，在肛门镜下充分暴露肥大肛乳头，直接以高频电刀将肛乳头电灼至基底部，或用电刀从基底部切断，创面充分止血。适用于肛乳头肥大，蒂部细小者。

5.4.2 中药坐浴法（推荐级别：C）[8][12-14]

中药坐浴常用于肛肠疾病，临床上常搭配使用清热利湿、活血化瘀、消肿止痒等中药煎汤坐浴熏洗，如苦参汤、仙方活命饮加减、五味消毒饮加减等。

5.4.3 物理疗法（推荐级别：C）[15-18]

可选用红外线、微波、激光治疗等方法。

6 预防与调摄（推荐级别：C）[3][5]

6.1 预防

少食辛辣，均衡饮食，调和情志，起居有常，保持大便通畅、肛周清洁；对肛窦炎、肛裂、直肠炎、便秘等原发疾病，应予以及时治疗。

6.2 调摄

治疗期间患者应少食肥甘厚腻之品，禁吸烟、饮酒、辛辣刺激、油腻之品，多食水果、蔬菜，避免熬夜，加强收腹提肛练习。

参 考 文 献

[1] 黄乃健. 中国肛肠病学 [M]. 济南：山东科学技术出版社，1996.

[2] 孙骏. 肛乳头肥大的病理学及其相关性研究 [D]. 南京中医药大学，2005.

[3] 何永恒. 中医肛肠科学 [M]. 北京：清华大学出版社，2012.

[4] 成立祥，胡还甫，余林岚. 中药内外合治肛乳头炎 42 例观察 [J]. 实用中医药杂志，2009，25（11）：720.

[5] 荣文舟. 现代中医肛肠病学 [M]. 北京：科学技术文献出版社，2000.

[6] 国家药品监督管理局. 中药新药临床研究指导原则 [M]. 北京：中国医药科技出版社，2002.

[7] 国家中医药管理局. 中医病证诊断疗效标准 [S]. 南京：南京大学出版社，1994.

[8] 尚锦绣，余世荃，王彬彬. 中西医结合治疗肛窦炎并肛乳头肥大临床观察 [J]. 湖北中医杂志，2011，33（8）：38 – 39.

[9] 李道中，程村贵. 野菊花提取液的药理及临床应用 [J]. 药学进展，1999（6）：344 – 345.

[10] 傅金兰. 肛泰制剂促进肛肠病术后快速康复 60 例 [J]. 中国中西医结合外科杂志，2014（3）：313.

[11] 刘健. 肥大性肛乳头结扎术治疗肛乳头肥大的临床研究 [J]. 结直肠肛门外科，2016，22（3）：260 – 263.

[12] 施艳姣. 中西医结合治疗肛乳头肥大 34 例疗效观察 [J]. 中国卫生产业，2014（16）：37 – 38.

[13] 王遂生，朱又春. "二野煎"治疗肛门周围疾病 [J]. 江苏中医，1991（7）：7.

[14] 陈敏. 中西医结合治疗肛乳头肥大合并内痔 42 例 [J]. 中国校医，2004（6）：525 – 526.

[15] 廖众太，向明. 二氧化碳激光治疗肛乳头肥大 [J]. 水电医学杂志，1997（4）：47 – 48.

[16] 施虹敏，袁霞雯，张美珏，等. 激光治疗肛周疾病的疗效观察 [J]. 应用激光，2004（4）：247 – 249，236.

[17] 潘玉荣，王素梅，姚建勇. MTC – Ⅳ型微波多功能手术治疗仪治疗肛肠病 192 例疗效观察 [J]. 农垦医学，2001（4）：240 – 241.

[18] 塔娜，贡斯庆. 蒙药与微波结合治疗肛肠病 100 例疗效观察 [J]. 中国民族医药杂志，1999（2）：18.

ICS 11.120
C 05

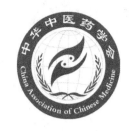

团 体 标 准

T/CACM 1293—2019
代替 ZYYXH/T328—2012

中医肛肠科临床诊疗指南
肛隐窝炎

Clinical guidelines for diagnosis and treatment of proctology in TCM
Anal cryptitis

2019-01-30 发布

2020-01-01 实施

中华中医药学会 发布

前　言

本指南按照 GB/T 1.1 - 2009 给出的规则起草。

本指南代替了 ZYYXH/T328 - 2012 中医肛肠科常见病诊疗指南·肛隐窝炎，与 ZYYXH/T328—2012 相比主要技术变化如下：

——修改了范围（见 1，2012 年版的 1）；

——修改了术语和定义（见 2，2012 年版的 2）；

——修改了鉴别诊断（见 3.5.1 ~ 3.5.3，2012 年版的 3.2）；

——修改了诊断（见 3.1 ~ 3.3，2012 年版的 3.1.1 ~ 3.1.2）；

——增加了辨证要点（见 4.1）；

——增加了辨证（见 4.2.2）；

——修改了治疗原则（见 5.1，2012 年版的 5.1）；

——增加了分证论治（见 5.2.2）；

——修改了分证论治（见 5.2.3，2012 年版的 5.2.2）；

——修改了中成药（见 5.3.1 ~ 5.3.7，2012 年版的 5.3）；

——修改了外用药治疗（见 5.4，2012 年版的 5.4）；

——增加了保留灌肠疗法（见 5.5）；

——增加了针灸疗法（见 5.6）；

——增加了物理疗法（见 5.7）；

——修改了西药治疗（见 5.8，2012 年版的 5.5）；

——修改了手术方式（见 5.9.2.1 ~ 5.9.2.2，2012 年版的 5.6.2.1 ~ 5.6.2.2）；

——增加了预防与调摄（见 6）。

本指南由中华中医药学会提出并归口。

本指南主要起草单位：贵阳中医学院第一附属医院、中国中医科学院广安门医院、河南中医药大学第一附属医院、成都中医药大学附属医院、长春中医药大学附属医院、无锡市中医院、柳州市中医院、贵州省黔东南州中医院、甘肃中医药大学附属医院、海南省中医院。

本指南主要起草人：赖象权、肖成、黄德铨、秦平勇、曾曼杰、李可、肖天宝、王子明、朱东东、刘强、何本求。

本指南于 2012 年 7 月首次发布，2019 年 1 月第一次修订。

引　言

　　肛隐窝炎是肛隐窝、肛门瓣发生的急慢性炎症性疾病，又称肛窦炎。常并发肛乳头炎、肛乳头肥大。其特点是肛门部不适和肛门潮湿有分泌物。肛隐窝炎是肛周化脓性疾病的重要诱因，因此对肛隐窝炎早期诊断、早期治疗有积极的意义。属于中医"脏毒"范畴。

　　肛隐窝炎是肛肠科常见病，是引起肛肠疾患的主要感染灶，因此对本病进行早期诊断、治疗有积极意义。中医学认为肛隐窝炎多因饮食不节，过食醇酒厚味、辛辣之品或虫积骚扰，湿热内生、下注肛门或因肠燥便秘，破损染毒而成。西医学认为，肛隐窝炎的发生与肛门直肠局部解剖有关，肛隐窝呈漏斗状，开口向上，易发生肛瓣破损导致局部发炎，而且隐窝底部为肛腺的开口，肛隐窝积存粪渣阻塞肛腺的分泌亦可导致肛腺感染，形成肛裂、肛乳头瘤、直肠炎、痔疮等疾病，在临床上肛门直肠周围脓肿均是由于肛腺感染所致，约90%的肛内口在肛隐窝处。患者往往在肛隐窝炎发病初期因病情较轻而忽略治疗，当病情严重时才不得不进行治疗，不仅使患者身体遭受更大的痛苦，在经济上也会遭受到更大的损失。近年来，症状较轻的患者，通过辨证分型选择中药内服、中药灌肠、中成药涂搽等中医传统治疗结合西医治疗，从根本上提高了肛隐窝炎的治愈率，降低了复发率，减轻了病人的痛苦，减少了相关并发症的发生率，提高了病人的生活质量。

中医肛肠科临床诊疗指南 肛隐窝炎

1 范围

本指南提出了肛隐窝炎的诊断、辨证、治疗、预防和调摄建议。

本指南适用于肛隐窝炎的诊断和防治。

2 术语和定义[1]

下列术语和定义适用于本指南。

2.1

肛隐窝炎 Anal cryptitis

肛隐窝炎是肛隐窝、肛门瓣发生的急慢性炎症性疾病，又称肛窦炎。常并发肛乳头炎、肛乳头肥大。其特点是肛门部不适和肛门潮湿有分泌物。肛隐窝炎是肛周化脓性疾病的重要诱因，因此对肛隐窝炎早期诊断、早期治疗有积极的意义。

本病归属于中医"脏毒"等范畴。

3 诊断

3.1 临床症状[2]

觉肛门部不适，伴排便不尽感、肛内异物感、肛内灼热感和下坠感，排便时可感觉肛门疼痛，一般不甚剧烈，数分钟内可消失。若括约肌受刺激致挛缩则疼痛加剧，常可出现不排便时短时间阵发性刺痛，并波及臀部和股后侧。急性期常伴便秘，粪便表面常带少许黏液，或于粪便前流出，有时混有血丝。若并发肛乳头肥大，并从肛门脱出，可使肛门潮湿瘙痒。

3.2 体征[2]

肛门指检可发现肛门口紧缩感，肛内有灼热感，肛隐窝病变处有明显压痛、硬结或凹陷，或可触及肿大、压痛的肛乳头。

3.3 辅助检查[3]

肛门镜可见肛隐窝及肛门瓣充血、水肿，肛乳头肿大，隐窝口有红色肉芽肿胀或有少量脓性分泌物。用探针探查肛隐窝时，可见肛隐窝变深，或有少量脓液排出。

3.4 实验室检查[4]

3.4.1 血常规

白细胞总数正常或轻度增高，局部炎症较重者白细胞计数可明显升高。

3.4.2 病原学检查

通过肛隐窝局部分泌物培养，可以了解引起感染的致病菌。

3.5 鉴别诊断[5]

3.5.1 肛裂

疼痛的时间长，有特殊的疼痛周期和疼痛间歇期。检查可见肛管有纵行裂口。

3.5.2 直肠息肉

若并发肛乳头肥大时，须与直肠息肉相鉴别。直肠息肉在齿线以上的直肠黏膜，色鲜红或紫红，易出血。

3.5.3 肛门直肠神经官能症

本病是以肛门直肠异常感觉为主诉的神经系统机能性疾病。患者常伴有内心恐惧、失望、悲观等不良情绪。主诉症状在体检时无相应的阳性体征，实验室检查为阴性。

4 辨证

4.1 辨证要点

根据肛隐窝炎的特点及临床症状，结合病史、病程、诱因等，辨清病变脏腑，虚、实、寒、热的不同。

4.2 辨证分型[3]

4.2.1 湿热下注证

肛门坠胀不适，或可出现灼热刺痛，便时加剧，粪便夹有黏液，肛门湿痒，伴口干、便秘。舌质红，苔黄腻；脉滑数。

4.2.2 热毒蕴结证

肛内灼热不适，大便中常常夹有脓血，可同时伴大便秘结，小便短赤，口干，汗出等。舌红，苔黄；脉数。

4.2.3 阴虚内热证

肛门不适，隐隐作痛，便时加剧，肛门黏液溢出，伴见盗汗、口干、大便干结等。舌质红，苔黄或少苔；脉细数。

5 治疗

5.1 治疗原则

本病应积极治疗肛隐窝的感染病灶，对预防肛周化脓性疾病的形成有重要意义，可先采用保守治疗，无效或有并发症时，即采用手术治疗。

5.2 分证论治

5.2.1 湿热下注证

治法：清热利湿，活血止痛。

主方：止痛如神汤（《外科启玄》）加减。（推荐级别：D）

常用药：秦艽、防风、泽泻、苍术、当归、大皂角、桃仁等。

5.2.2 热毒蕴结证

治法：清热解毒，消肿止痛。

主方：五味消毒饮（《医宗金鉴》）加减。（推荐级别：D）

常用药：金银花、野菊花、蒲公英、紫花地丁、紫背天葵子等。

5.2.3 阴虚内热证

治法：滋阴清热，凉血止痛。

主方：凉血地黄汤（《外科大成》）加减。（推荐级别：D）

常用药：生地黄、当归、槐角、地榆、黄连、天花粉等。

5.3 中成药

5.3.1 马应龙麝香痔疮膏（10 克/支）（推荐级别：C）

功效：清热燥湿，活血消肿，去腐生肌。

用法：将备用的注入管轻轻插入肛门内，挤入2g左右药膏，早晚各1次外用适量涂搽患处。[6]

5.3.2 九华膏（10 克/支）（推荐级别：C）[7]

功效：消肿止痛，生肌，收口。

用法：敷用或注入肛门内（将适量九华膏敷于肛缘及肛管管壁上），一次2~3g，一日1~2次，每日早晚或大便后使用。

5.3.3 肛泰软膏（10 克/支）（推荐级别：C）[8]

功效：凉血止血，清热解毒，燥湿敛疮，消肿止痛。

用法：使用时先将患部用温水洗净，擦干，肛门给药。一次1g，一日1~2次，或遵医嘱，睡前或便后外用。

5.3.4 肤痔清软膏（15 克/支或 35 克/支）（推荐级别：C）[9]

功效：清热解毒，化瘀消肿，除湿止痒。

用法：先用温开水洗净患处，取本品 2 ~ 3g 直接涂擦于患处或注入患处。轻症每日一次，重症早晚各一次。

5.3.5 马应龙麝香痔疮栓（推荐级别：C）[10]

适应证：湿热内蕴证。

用法：每次 1 粒（1.5g），每天 2 次，大便后塞入肛门内。

5.3.6 普济痔疮栓（推荐级别：C）[11]

适应证：热证便血。

用法：每次 1 粒（1.3g），每天 2 次，大便后塞入肛门内。

5.3.7 牛黄痔清栓（推荐级别：C）[12]

适应证：湿热瘀阻证。

用法：每次 1 粒（1.5g），每天 2 次，大便后塞入肛门内。

5.4 外用药治疗（推荐级别：C）[13]

用苦参汤（《疡科心得集》）加减，具有清热解毒，祛湿止痛，收敛止血功效。先熏后洗，每天 2 次（所有患者均无明显手术禁忌，均在局部麻醉下行手术治疗，术后给予切口止血纱布覆盖，无菌纱布压迫止血，外用丁字带固定，术后第 2 天撤去丁字带及止血纱布，嘱患者下午开始苦参汤坐浴治疗，以后每天 2 次熏洗坐浴。苦参汤加减：苦参 30g，黄柏 30g，金银花 15g，白芷 20g，蛇床子、地肤子各 15g，当归、乳香、没药各 20g，炙槐角、桃仁、枯矾各 10g，冰片 0.3g，上药除冰片外加水至 3000mL，用文火煎 15 分钟，倒出药液入盆，将冰片 0.3g 放入药液中溶化后，患者趁水热时坐在盆上，用热气熏蒸肛门，待水温适宜时即坐入药液中约 20 分钟，每天 1 剂，早晚各熏洗 1 次）。

5.5 保留灌肠疗法（推荐级别：D）[14]

采用复方黄柏液（连翘、黄柏、金银花、蒲公英、蜈蚣等组成）保留灌肠。嘱患者排空大便，以侧卧位或膝胸位卧于治疗床上，用 50mL 针筒抽取药液 50mL 注入一次性灌肠袋内，将导管插入肛内 7 ~ 10cm 使药液缓慢滴入肛内直肠下段，平卧 30 分钟，每日一次，保留 2 ~ 4 小时，10 天为 1 疗程，共治疗 1 ~ 2 个疗程。

5.6 针灸疗法（推荐级别：D）[15]

肛窦炎患者进行针灸治疗。取穴长强、旁腰俞（腰俞穴旁开 1 寸，两侧各 1 穴）、次髎、承山、大肠俞。

操作：患者取俯卧位，先针长强穴，针尖与骶尾骨平行刺入 1.5 ~ 2 寸，须有麻胀感向直肠部放射，旁腰俞针刺得气后将 2cm 艾条插于针柄上温灸 1 ~ 2 壮，其余腧穴针刺得气后 5 分钟行针 1 次，留针 40 分钟。起针后在次髎、旁腰俞穴上刺络拔罐，留罐 10 分钟。治疗隔日 1 次，10 次为一疗程。

5.7 物理疗法（推荐级别：C）[16]

采用微波治疗仪，患者右侧位卧于治疗床，将微波探头套上安全套插入肛门内 3 ~ 5cm，探头固定不动进行照射，20 分钟/次，1 天 1 次，连续治疗 2 个疗程（6 天为 1 个疗程）。

5.8 西药治疗（推荐级别：C）[17]

在肛隐窝炎的早期给予抗感染治疗是积极有效的。肛隐窝炎一般多为大肠杆菌感染，也有变形杆菌、结核杆菌等感染，一般根据感染细菌的不同选择不同的抗菌药物。例如诺氟沙星、左氧氟沙星；甲硝唑、替硝唑；庆大霉素；磺胺类；异烟肼类等。还可药物灌肠，如将甲硝唑、庆大霉素、利多卡因用灌肠器灌入直肠 3 ~ 4cm，连续使用 15 ~ 20 天。栓剂也是临床不错的选择，例如复方角菜酸酯栓、吲哚美辛栓、甲硝唑栓、洗必泰栓。

5.9 手术治疗（推荐级别：D）[18]

5.9.1 适应证

单纯肛隐窝炎或成脓者，或有隐性瘘管者，非手术治疗无效者，肛隐窝炎伴肛乳头肥大者，可采用手术治疗。

5.9.2 手术方式

5.9.2.1 切开引流术[19]

肛门周围常规消毒，铺无菌单，采用局部麻醉或骶管麻醉，在分叶肛门镜下，暴露出病变的肛窦，将探针头部弯曲成钩状，钩牵起病变的肛窦，纵行切开，修剪皮缘，刮勺搔刮患处，压迫止血。常规术后进行坐浴换药。

5.9.2.2 切除术

常规消毒肛门周围皮肤，局部浸润麻醉，在双叶肛门镜下，暴露已有感染的肛窦，将肛窦及肛门瓣做纵行切口，清除已被感染的肛腺及其导管，锐性加钝性分离至齿线上处，连同肥大的肛乳头一同结扎，剪去残端。术后每日坐浴，常规换药。

6 预防与调摄（推荐级别：D)[20]

6.1 生活调摄

保持排便通畅及肛门清洁，及时治疗慢性肠炎、便秘及腹泻等，适当锻炼，保持良好的心态。

6.2 饮食调摄

治疗期间患者应饮食清淡，养成良好的饮食习惯，少食肥甘厚腻之品，禁食烟酒、辛辣、香燥、刺激之品，多食水果、蔬菜。

参 考 文 献

[1] 叶敏馥. 奥硝唑栓治疗肛窦炎的临床观察 [Z]. 临床合理用药, 2009, 2 (7): 51. (证据分级: Ⅱ; 改良 Jadad 量表评分: 1 分)

[2] 李曰庆. 中医外科学 [M]. 北京: 中国中医药出版社, 2007.

[3] 张雨秋. 蒲柏止痛汤保留灌肠治疗肛窦炎的临床研究 [D]. 黑龙江中医药大学硕士学位论文, 2014. (证据分级: Ⅱ级; Jadad 量表评分: 3 分)

[4] 寇强, 刘佐林, 敖英. 肛瘘病因病理的临床初探 [J]. 中国美容医学, 2012 (2): 357 – 358.

[5] 郑玉金. 肛窦炎的诊断和治疗思路探析 [J]. 中外医疗, 2010 (25): 180 – 181.

[6] 彭文, 张瑛, 张洁. 马应龙麝香痔疮膏结合肛肠内腔治疗仪治疗肛窦炎 240 例疗效观察 [J]. 世界中西医结合杂志, 2011 (12): 1056 – 1057. (证据分级: Ⅰ; 改良 Jadad 量表评分: 3 分)

[7] 李仲云. 九华膏联合肛肠内腔治疗仪治疗肛窦炎的临床研究 [D]. 山东中医药大学, 2009. (证据分级: Ⅱ; 改良 Jadad 量表评分: 1 分)

[8] 刘继芳, 肛泰栓 (软膏) 在肛肠科疾病中的应用 [C]. 中国中西医结合学会大肠肛门专业委员会第九次全国学术会议论文集, 上海: 2003. (证据分级: Ⅱ; 改良 Jadad 量表评分: 1 分)

[9] 杜泽华. 肤痔清软膏的临床应用 [J]. 中国现代药物应用, 2010, 4 (18): 143 – 144. (证据分级: Ⅰ; 改良 Jadad 量表评分: 1 分)

[10] 尚锦绣, 李华春. 地奥司明片联合马应龙麝香痔疮栓治疗肛隐窝炎 50 例临床观察 [J]. 世界中西医结合杂志, 2011, 6 (9): 787 – 789. (证据分级: Ⅰ; 改良 Jadad 量表评分: 2 分)

[11] 唐海明. 止痛如神汤配合普济痔疮栓治疗肛窦炎 60 例 [J]. 河南中医, 2011, 31 (4): 418 – 419. (证据分级: Ⅱ; 改良 Jadad 量表评分: 2 分)

[12] 王淑芳, 易春芬, 王爱华, 等. 洁康宁喷雾剂配合牛黄痔清栓治疗肛窦炎伴肛门湿疹疗效. 湖北中医杂志, 2010 (32): 50 – 51 (证据分级: Ⅱ级; 改良 Jadad 量表评分: 3 分)

[13] 许继华, 吴揭, 程乔, 等. 苦参汤熏洗加肛肠内腔治疗仪治疗肛窦炎的临床疗效 [J]. 中国肛肠病杂志, 2014, 34 (6): 46 – 48. (证据分级: Ⅰ; 改良 Jadad 量表评分: 2 分)

[14] 杨文川. 中药灌肠治疗肛窦炎 82 例 [J]. 湖南中医杂志, 2004 (11): 45. (证据分级: Ⅲ; Minors 条目评分: 13 分)

[15] 宋京英, 郭丽霞. 针刺为主治疗肛窦炎 38 例 [J]. 中国针灸, 2002, 22 (10): 712. (证据分级: Ⅲ; Minors 量表评分: 13 分)

[16] 李萍, 麦妮丽. 中药保留灌肠配合微波治疗肛窦炎的效果观察及护理 [J]. 右江民族医学院学报, 2005 (1): 123. (证据分级: Ⅰ; Jadad 量表评分: 2 分)

[17] 郑丽华. 美辛唑酮栓加肛肠洗剂治疗肛窦炎 150 例 [J]. 中国医刊, 2009, 44 (3): 42 – 43. (证据分级: Ⅰ; 改良 Jadad 量表评分: 2 分)

[18] 李玉, 王金华, 张玲, 等. 两种不同术式治疗肛窦炎的疗效观察 [J]. 实用医学杂志, 2009, 25 (4): 656. (证据级别: Ⅲ; Minors 评分: 13 分)

[19] 徐征, 赵义群, 李文峰. 肛窦切开引流术治疗肛窦炎 334 例 [J]. 四川医学, 2012 (8): 1426 – 1427. (证据等级: Ⅲ; Minors 评分: 22 分)

［20］王成江．中医治疗肛窦炎的临床探析［J］．中国卫生管理标准，2015（11）：121－122．（证据分级：Ⅲ；Minors 评分：15 分）

ICS 11.120
C 05

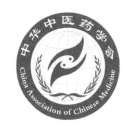

团 体 标 准

T/CACM 1165—2019
代替 ZYYXH/T334—2012

中医肛肠科临床诊疗指南
直肠前突

Clinical guidelines for diagnosis and treatment of proctology in TCM

Rectocele

2019-01-30 发布

2020-01-01 实施

中华中医药学会 发布

前　言

本指南按照 GB/T 1.1—2009 给出的规则起草。

本指南代替了 ZYYXH/T 334—2012 中医肛肠科常见病诊疗指南·直肠前突，与 ZYYXH/T 334—2012 相比主要技术变化如下：

——修改了术语和定义（见 2，2012 年版的 2）；

——修改了临床症状（见 3.1.1，2012 年版的 3.1.1）；

——修改了体征（见 3.1.2，2012 年版的 3.1.2）；

——增加了分类（见 3.1.3）；

——修改了肛门镜检查（见 3.1.4.1，2012 年版的 3.1.4.1）；

——修改了排粪造影（见 3.1.4.2，2012 年版的 3.1.4.2）；

——增加了辅助检查（见 3.1.4.5 ~ 3.1.4.7）；

——修改了鉴别诊断（见 3.2，2012 年版的 3.2）；

——修改了阳虚寒凝证（见 4.4，2012 年版的 4.4）；

——增加了辨证（见 4.5）；

——增加了分证论治（见 5.2.5）；

——修改了中成药（见 5.3，2012 年版的 5.3）；

——修改了西药治疗（见 5.4.1 ~ 5.4.3，2012 年版的 5.4）；

——修改了手术适应证（见 5.5.1，2012 年版的 5.5.1）；

——增加了手术方式（见 5.5.2.5 ~ 5.5.2.8）；

——增加了生物反馈疗法（见 5.6）；

——增加了针灸治疗（见 5.7）；

——增加了结肠水疗（见 5.8）；

——增加了其他疗法（见 5.9）；

——增加了预防与调摄（见 6）。

本指南由中华中医药学会提出并归口。

本指南主要起草单位：河北省中医院、辽宁中医药大学附属第三医院、成都中医药大学附属医院、福建中医药大学附属人民医院、浙江省立同德医院、贵州中医药大学第一附属医院、赵县人民医院、中国人民解放军第 117 医院、山西中医药大学附属医院、长春中医药大学附属医院。

本指南主要起草人：高记华、张虹玺、黄德铨、石荣、陈诚豪、曹波、李君强、鲁明良、魏峰明、李国峰、陈雪清、吴春晓、许建成。

本指南于 2012 年 7 月首次发布，2019 年 1 月第一次修订。

引　言

随着现代医疗技术的发展，近年来国内外对直肠前突的病因、发病机制、辅助检查、诊断以及治疗研究取得了很大进步，为了跟上国际发展趋势，更好地适应临床需要，进一步提高我国直肠前突的诊治水平，使直肠前突的诊断、治疗更加规范化，因此对2012版《中医肛肠科常见病诊疗指南·直肠前突》进行修订和完善。本次指南项目组通过文献研究、问卷调查、召开论证会和循证医学的方法，选择有关直肠前突的高质量证据，形成推荐意见；同时分析了2012版《中医肛肠科常见病诊疗指南·直肠前突》发布以后临床实施过程中出现的问题和反馈意见，重点探讨指南的实用性、有效性、可理解性、适用性及其在临床应用中存在的问题。在上述工作的基础上更新修订形成本指南。

本指南主要目的是推荐有循证医学证据的直肠前突的中医临床诊断与治疗，指导临床医生、护理人员进行临床实践活动；加强对直肠前突型便秘患者的管理；提高患者及家属对直肠前突型便秘的防治意识。建立既能体现中医药特色优势，又能为国内学术界广泛接受的直肠前突中医临床诊疗指南，发掘整理和应用中医药治疗直肠前突的文献与精华，实现中医药治疗直肠前突临床工作的规范化。

中医肛肠科临床诊疗指南 直肠前突

1 范围

本指南提出了直肠前突的诊断、辨证、治疗。

本指南适用于直肠前突的的诊断和治疗。

2 术语和定义

下列术语和定义适用于本指南。

2.1

直肠前突 Rectocele[1-2]

直肠前突是指排便时直肠前壁、阴道后壁向阴道方向突出，导致出口梗阻性排便障碍的疾病，主要表现为排便困难，排便不尽感，肛门坠胀。本病好发于已婚经产女性，患者直肠阴道隔薄弱，直肠前壁突入阴道内，是排便困难的主要因素之一。目前发病机理不明确，主要与神经内分泌异常[2]、直肠阴道局部解剖结构异常有关。个别男性患者亦可见到类似症状。有体征而无症状者不能诊为本病。

本病归属于中医"便秘[3][4]""大便难[5-6]""后不利[6]"等范畴。

3 诊断[1]

3.1 诊断要点

3.1.1 临床症状

直肠前突可存在多年而无任何症状，可以存在于无症状的健康人[7]。直肠前突多有长期排便困难病史，发病以经产妇多见，可有产伤史，常出现的症状是排便困难，肛门及会阴部坠胀不适，大便排出困难，排便不尽感，大便干或不干，便次可增多，严重者需手助排便，可出现小便不利。

3.1.2 体征

直肠指诊可触及直肠前壁向前突出的囊袋状凹陷，用力排便时更加明显，指尖感觉肠壁肌张力减退，指诊结束时肠壁复原缓慢或不能复原，也可进行阴道指诊及双合诊。

3.1.3 分类[8-11]

——按照直肠前突的程度，分为轻、中、重三度。轻度直肠前突深0.6~1.5cm，中度直肠前突深1.6~3.0cm，重度直肠前突深3.1cm以上。

——按发生的解剖位置，分为高、中、低3类，可以单独或合并存在。

高位：多由于阴道上1/3主韧带、耻骨膀胱宫颈韧带撕裂或病理扩张所致，常伴有内疝、阴道内翻或尿道脱垂。

中位：多见，常由于产伤引起，但通常与会阴和盆膈损伤无关，亦与上方盆腔脏器的稳定性、主韧带及耻骨膀胱宫颈韧带损伤无关。中位直肠前突的直肠阴道隔薄弱区呈圆形或卵圆形，多位于肛提肌上3~5cm。

低位：多因分娩时会阴撕裂所致，常伴有肛提肌、球海绵体及会阴附着点撕裂，冗长的黏膜裂开或外翻于阴道外。其中仅阴道黏膜裂开而不累及直肠者，称假性直肠前突。

3.1.4 辅助检查

3.1.4.1 肛门镜检查

肛门镜检查可了解直肠前突有无伴发疾病存在，如直肠黏膜内脱垂、痔、直肠炎症性病变等。

3.1.4.2 排粪造影[12-13]

排粪造影可见直肠前壁向前突出，钡剂滞留，前突的形态呈囊袋状、鹅头状或土丘状，边缘光滑。如前突深度超过2cm，其囊袋内多有钡剂残留；如合并耻骨直肠肌病变，则多呈鹅头征。临床亦可行动态 MR 排粪造影。

3.1.4.3 肛管直肠压力测定

静息状态和力排状态下的直肠压力测定，对诊断功能性排便障碍是必要的。

3.1.4.4 结肠传输试验

结肠传输功能检查可了解结肠传输功能是否正常，有无结肠慢传输型便秘的存在。直肠前突的结肠传输实验可表现为钡剂颗粒集中于直肠末端，72 小时仍不能排出。

3.1.4.5 盆底肌电图[14]

有助于鉴别盆底肌失弛缓征。

3.1.4.6 球囊逼出试验[15]

可判断直肠的感觉和肛门括约肌的功能，对诊断出口梗阻型便秘有一定的价值。

3.1.4.7 直肠腔内超声

可观察肛管直肠肌肉有无缺损、变形。

3.2 鉴别诊断[1]

直肠前突需与肛门直肠狭窄、盆底疝、耻骨直肠肌肥厚症等相鉴别。

3.2.1 肛门直肠狭窄

指由于肛管直肠腔变窄，导致大便形状变细或排出困难，常伴有便时肛门疼痛、出血等症状，原因多见于先天性缺陷、炎症反复刺激、肛门直肠损伤以及肿瘤等，肛门指检时示指不能通过或者有明显的紧指感。

3.2.2 盆底疝

指发生于盆腔的内疝，包括盆底腹膜疝、闭孔疝、子宫切除后会阴疝等，因疝囊内有小肠、乙状结肠或子宫等疝入物，主要靠盆腔、阴道、膀胱及排粪同步造影检查明确诊断。

3.2.3 耻骨直肠肌肥厚症

指耻骨直肠肌痉挛、肥厚导致肛管狭窄引起的排便困难，排粪造影以及肌电图有助于鉴别。

4 辨证[1][16-19]

4.1 气机阻滞证

大便秘结，欲便不能，甚则便条不粗或不成形，仍排出困难，兼有嗳气频作，胸胁痞满，甚则腹中胀痛，纳食减少。舌苔薄腻；脉弦。

4.2 脾虚气陷证

大便不干，便条不粗，但排出困难，伴有神疲乏力，少气懒言，食少纳呆。舌淡，苔白；脉沉细。

4.3 气阴两虚证

多见于老年体弱之人，虽有便意，但临厕努挣乏力，挣则汗出气短，面色苍白，兼有五心烦热，盗汗，神疲乏力，气短懒言。舌淡红，苔薄而少；脉细。

4.4 阳虚寒凝证

大便艰涩，排出困难，小便清长，面色苍白，畏寒肢冷，腹中冷痛或腰膝酸冷。舌淡白；脉沉迟。

4.5 湿热下注证[9][20]

大便排出不畅，量少，质黏，小便短赤，身重，疲乏。舌红，苔黄腻；脉弦滑。

5 治疗[1][18]

5.1 治疗原则

本病宜软化粪便，使其便于排出，避免长期摒便努责，加重直肠前突。对非手术治疗无效、症状典型、需手助排便的直肠前突，可以采用手术疗法。

5.2 分证论治

5.2.1 气机阻滞证

治法：顺气、行滞、通便。

主方：六磨汤（《世医得效方》）。（推荐级别：C）

常用药：沉香、木香、槟榔、大黄、乌药、枳实。

5.2.2 脾虚气陷证

治法：补气润肠，健脾升阳。

主方：黄芪汤（《太平惠民和剂局方》）。（推荐级别：C）

常用药：黄芪、陈皮、火麻仁、白蜜。

5.2.3 气阴两虚证

治法：益气、养阴、通便。

主方：八珍汤（《瑞竹堂经验方》）。（推荐级别：C）

常用药：人参、白术、茯苓、甘草、当归、白芍药、川芎、熟地黄、生姜、大枣。

5.2.4 阳虚寒凝证

治法：温阳通便。

主方：济川煎（《景岳全书》）加肉桂。（推荐级别：C）

常用药：当归、牛膝、肉苁蓉、泽泻、升麻、枳壳、肉桂、人参、白术、茯苓、甘草、当归、白芍药、川芎、熟地黄、生姜、大枣。

5.2.5 湿热下注证[9][20]

治法：清热利湿。

主方：三仁汤加减（《温病条辨》）。（推荐级别：C）

常用药：杏仁、薏苡仁、白豆蔻、通草、半夏、厚朴、滑石、茯苓、白术、大黄。

5.3 中成药

5.3.1 麻仁丸

适用于脾约证[1][4][21]，见大便干结，腹胀腹痛，口干口臭，面红心烦，或有身热，小便短赤，舌红，苔黄燥，脉滑数；功效：润肠通便；用法：口服，水蜜丸一次9克，一日1~2次。

5.3.2 补中益气丸

适用于脾虚气陷证[4][17][22-23]，见大便不干，便条不粗，但排出困难，腹部坠胀，伴有神疲乏力，少气懒言，食少纳呆，舌淡苔白，脉沉细；功效：补中益气；用法：口服，一次8~10丸，一日3次。

5.3.3 四磨汤口服液

适用于气机阻滞证[24-25]，见大便秘结，欲便不能，甚则便条不粗或不成形，仍排出困难，兼有嗳气频作，胸胁痞满，甚则腹中胀痛，纳食减少，舌苔薄腻，脉弦；功效：顺气降逆；用法：口服，一次20mL，一日3次。

5.4 西药治疗

5.4.1 聚乙二醇4000散[26]

聚乙二醇4000散是一种渗透性缓泻剂，通过氢键固定水分子，使水分保留在结肠内，增加粪便含水量并软化粪便，易于排出。其在消化道内不被吸收或代谢，不影响脂溶性维生素的吸收和电解质代谢，具有良好的安全性。

5.4.2 乳果糖[27]

乳果糖是一种人工合成的双糖，不被小肠吸收，使肠腔内形成渗透梯度从而保留住肠腔内的水分，到达结肠后在结肠内经细菌作用转变为乳酸和醋酸可使粪便软化，因而增加肠内容积和肠蠕动促进排便；其不被小肠吸收，亦不进入乳汁，故妊娠、哺乳期妇女也可服用。

5.4.3 凝结芽孢杆菌活菌片[28-29]

对于肠道菌群失调引起的便秘，使用凝结芽孢杆菌制剂，可预防和治疗肠道功能紊乱，恢复肠动力，治疗便秘。

5.5 手术治疗

5.5.1 适应证

有长期便秘病史及典型的直肠前突临床表现，尤其是排便困难；长期保守治疗无效，需手助排便，直肠前突 1.5cm 以上；排粪造影有典型的 X 线表现，结肠传输试验功能正常或轻度延长，耻骨直肠肌的肌电图检查正常。

5.5.2 手术方式

5.5.2.1 经阴道直肠前突修补术[30-35]

经阴道修补术后，80% 的阴道膨出可得到纠正，67% 的辅助排便需要可得到改善。但是有报道提示，33% 的病人有术后排便困难不能缓解和低位直肠症状（lower rectal symptoms），25% 的患者有术后性交不适感，10% 的病人有术后复发和再次手术可能。

5.5.2.2 经肛门直肠前突修补术[36-42]

至少 80% 直肠前突病人并发其他肛门直肠疾病，经直肠修补术可以同时进行外科治疗，这是该手术的最大优点。经肛门修补术后 47%~84% 的病人排便困难症状改善，54%~100% 的病人辅助排便需要得到纠正。

5.5.2.3 经会阴直肠前突修补术[43]

经会阴人工补片直肠前突修补术的作用仍不确定。

5.5.2.4 吻合器直肠前突修补术[44-52]

吻合器直肠前突修补术临床报道较多，目前缺少与其他疗法的对比研究；远期疗效不详，并发症有术后出血、疼痛、肛门失禁、便秘、直肠阴道瘘。

5.5.2.5 选择性痔上黏膜切除吻合术（TST）[52]

2012 年中国专家和意大利专家合作研发了用于治疗重度脱垂性痔病和直肠前突的大口径吻合器 TST Mega plus，目前已经有很多临床研究证明改良的痔病吻合器技术的合理性、安全性和有效性。选择性痔上黏膜切除钉合术增加了直肠前突切除的针对性，减少了术后直肠狭窄等排便障碍的发生率。

5.5.2.6 消痔灵硬化注射术[41-42][53-56]

消痔灵含鞣酸成分，注射后对局部组织可产生较强的致炎作用，在直肠黏膜下注射消痔灵可使局部组织产生纤维化，黏膜与黏膜下层粘连固定，加厚直肠阴道隔，从而达到消除前突形成的基础。

5.5.2.7 矾藤痔抗炎生肌固脱注射术[49]

矾藤痔注射液是一种新型的硬化剂，主要成分是白矾、黄藤素、赤石脂，黏膜下注射能使蛋白质凝固，血管收缩，使局部黏膜及黏膜下组织粘连固定，加强直肠阴道隔，改善前突症状；其中黄藤素可减少注射术后肛门坠胀疼痛、出血、黏膜坏死糜烂、痔核坏死、术后硬结形成、肛门直肠狭窄等各种术后并发症。

5.5.2.8 自动痔疮套扎术[57]

自动痔疮套扎术，通过套扎直肠黏膜组织，使其缺血、坏死、脱落，直接消除脱垂的黏膜，而且引起局部组织产生纤维化，使直肠黏膜与肌层粘连固定，从而增强直肠阴道隔的抗张能力；同时悬吊以及向多个方向提拉和绷紧松弛的直肠黏膜，有效地消除套叠的直肠黏膜，增加直肠的顺应性，恢复直肠的感觉和反射性收缩功能，增强对粪便的感知功能，形成有效的排便反射，从而有利于粪便的排出。

5.6 生物反馈疗法[58]

生物反馈通过训练盆底和腹部肌群，从而促进肠道的蠕动，尤其对腹肌收缩力量较弱者，训练后压力明显增高。基于生物反馈能提高大脑神经支配的肠活动，所以治疗慢传输型便秘也有效。生物反馈治疗对适应证的选择非常重要，同时耐心和信心也是影响疗效的关键。此方法非创伤性，无痛苦，无药物副作用。

5.7 针灸治疗[14-15][20][54][59-65]

针灸能补能泻，折强济弱，疏通经络，调和气血，具有双向调节功能，实质是使机体趋于"阴平阳秘"，从而达到精神乃治之目的。

5.8 结肠水疗[63]

结肠水疗仪通过反复注入一定量的水使结、直肠机械性地扩张和收缩，直肠的牵张感受器逐渐得到加强刺激，从而起到调节复杂的排便生理反射的作用。

5.9 其他疗法[16][18-19][66]

耳穴压豆、中药灌肠、中药膏剂、栓剂外用等。

6 预防与调摄[1]

——合理饮食，多食新鲜水果和蔬菜，多饮水，忌食辛辣炙煿之品。

——定时排便，保持良好的排便习惯，日行1~2次，或1~2日1次，避免过度努挣。

——保持心情舒畅，适当运动，加强体育锻炼。

参 考 文 献

[1] 田振国，韩宝，张燕生，等. 中华中医药学会《中医肛肠科常见病诊疗指南》[M]. 北京：中国中医药出版社，2012：7.

[2] 赵硕，王荣华. 直肠前突的临床诊疗进展 [J]. 医学综述，2013，19 (7)：1250 – 1252.

[3] 万密斋. 广嗣纪要 [M]. 武汉：湖北科学技术出版社，1986.

[4] 周仲英. 中医内科学 [M]. 北京：中国中医药出版社，2007.

[5] 巢元方. 诸病源候论 [M]. 鲁兆麟，点校. 沈阳：辽宁科学技术出版社，1997.

[6] 田代华. 黄帝内经素问 [M]. 北京：人民卫生出版社，2005.

[7] 张东铭，王玉成. 盆底与肛门病学 [M]. 贵阳：贵州科技出版社，2001.

[8] 张东明. 结直肠盆底外科解剖与手术学 [M]. 合肥：安徽科学技术出版社，2013.

[9] 赵青，韦小燕，汪平. 直肠前突排粪造影及中医辨证研究 [J]. 现代中西医结合杂志，2011，20 (33)：4190 – 4192.

[10] 卢任华. 排粪造影在肛肠外科中的应用 [J]. 中国实用外科杂志，2002，22 (12)：708 – 709.

[11] 卢任华，刘崎，章韵. 排粪造影的检查方法与正确测量 [J]. 第二军医大学学报，1990，11 (3)：244 – 249.

[12] 韦小燕，赵青，孟力君，等. 109 例便秘患者的排粪造影分析 [J]. 放射学实践，2007，22 (1)：52 – 53.

[13] 胡石腾，娄辉，陈林凯，等. 动态排粪造影对直肠前突的诊断价值 [J]. 放射学实践，2009，24 (4)：412 – 414.

[14] 张波，王凡，陈文平. 盆底肌电图在出口梗阻性便秘中的诊断价值 [J]. 结直肠肛门外科，2007，13 (2)：68 – 70.

[15] 秦兵芬，陈俊，马丽明. 球囊逼出试验诊断耻骨直肠肌综合征价值研究 [J]. 华夏医学，2007，1 (21)：115 – 117.

[16] 黄驭，段高峰，高彬，等. 功能性便秘中医研究进展 [J]. 实用中医药杂志，2013，29 (2)：149 – 151.

[17] 王宝光. 补中益气汤加减治疗慢性出口梗阻型便秘的临床观察 [J]. 北京中医药，2008，27 (8)：633 – 634. （文献分级：Ⅱ，Jadad 评分：4 分；推荐级别：C）

[18] 张洁，刘行稳. 中药治疗出口梗阻型便秘的临床观察 [J]. 湖北中医杂志，2007，29 (3)：40 – 41. （文献分级：Ⅱ，Jadad 评分：3 分；推荐级别：C）

[19] 李敏. 中药治疗功能性出口梗阻型便秘 20 例 [J]. 实用中医内科杂志，2003，17 (5)：420. （文献分级：Ⅱ，Jadad 评分：3 分；推荐级别：C）

[20] 骆云丰，陈锦团. 谈湿秘及湿热秘 [J]. 新中医，2016，48 (9)：8 – 9.

[21] 史仁杰. 脾约证与麻仁丸考析 [J]. 江苏中医药，2008，(40) 5：12 – 14. （文献分级：Ⅲ，Jadad 评分：3 分，推荐级别：D）

[22] 袁顺蕊. 综合疗法治疗直肠前突的临床研究 [J]. 中外医疗，2010，29 (9)：66.

[23] 陈华兵，刘少琼. 闭式修补术加用补中益气丸治疗直肠前突型便秘 25 例 [J]. 江苏中医药，

2009，41（11）：53.

[24] 陈佩文，周桂秀，刘剑英．四磨汤口服液治疗老年性便秘疗效观察［J］．江西医药，2008，43（1）：33-34.（文献分级：Ⅰ，Jadad 评分：4 分；推荐级别：C）

[25] 丁卫民．莫沙必利联合四磨汤口服液治疗老年慢性功能性便秘 24 例［J］．社区医学杂志，2011，9（19）：47.（文献分级：Ⅲ，Jadad 评分：3 分；推荐级别：D）

[26] 陈华，范开华．聚乙二醇 4000 散与麻仁丸治疗老年慢性功能性便秘的临床对照观察［J］．西部医学，2011，23（11）：2168-2169.（文献分级：Ⅱ，Jadad 评分：3 分；推荐级别：C）

[27] 乳果糖临床协作组．乳果糖治疗妊娠期妇女便秘的随机、双盲、安慰剂对照多中心临床研究［J］．中华消化杂志，2006，26（10）：690-693.（文献分级：Ⅰ，Jadad 评分：5 分；推荐级别：C）

[28] 冯娜，董丽娜，王俊平．枳术宽中胶囊联合凝结芽孢杆菌治疗功能性便秘临床观察［J］．中国药物与临床，2013，11（13）：1479-1480.（文献分级：Ⅱ，Jadad 评分：3 分；推荐级别：C）

[29] 赵彦芳．凝结芽孢杆菌活菌片联合莫沙比利治疗功能性便秘疗效分析［J］．中国医药科学，2011，1（21）：69.（文献分级：Ⅱ，Jadad 评分：3 分；推荐级别：C）

[30] 叶艳，于永铎，黄国威，等．闭式切除修补术加硬化剂注射治疗直肠前突 398 例疗效观察［J］．中国肛肠病杂志，2014，34（1）：27-28.（文献分级：Ⅲ，Minors 评分：13 分；推荐级别：D）

[31] 王爱磊，陆庆萍，白国民．改良闭式修补术并益气增液中药治疗重度直肠前突［J］．云南中医学院学报，2010，33（3）：47-50.（文献分级：Ⅱ，Jadad 评分：3 分；推荐级别：C）

[32] 陆庆革，白国民．改良闭式修补术治疗重度直肠前突的临床研究［J］．河北中医，2011，33（1）：154-155.（文献分级：Ⅲ，Minors 评分：13 分；推荐级别：D）

[33] 巨超龙．改良经阴道切开修补术治疗直肠前突 29 例临床体会［J］．结直肠肛门外科，2008，14（2）：112-114.（文献分级：Ⅲ，Minors 评分：13 分；推荐级别：D）

[34] 高龙英，康凯．经阴道修补加固术治疗中重度直肠前突的临床研究［J］．中国肛肠病杂志，2011，31（4）：29-31.（文献分级：Ⅱ，Jadad 评分：3 分；推荐级别：C）

[35] 杜西伟，卜宝鹏，李静君，等．益气养阴疏肝法结合微创闭式修补术治疗重度直肠前突 20 例临床观察［J］．河北中医，2012，34（6）：861-864.（文献分级：Ⅱ，Jadad 评分：3 分；推荐级别：C）

[36] 张志红，王欣鑫．改良 Block 手术治疗直肠前突型便秘 350 例疗效观察［J］．黑龙江中医药报，2012，5（5）：19-20.（文献分级：Ⅲ，Minors 评分：13 分；推荐级别：D）

[37] 李永奇，王峰，胡选亚．肛管减压松解术为主治疗出口梗阻型便秘［J］．中国肛肠病杂志，2011，31（1）：19-20.（文献分级：Ⅲ，Minors 评分：13 分；推荐级别：D）

[38] 王建平，李峰，谢亚锋．间断缝合加消痔灵硬注术治疗直肠前突的临床研究［J］．河南中医，2007，27（2）：30-31.（文献分级：Ⅱ，Jadad 评分：4 分；推荐级别：C）

[39] 何洪波，徐廷翰，周华君，等．扣式缝扎注射法治疗直肠前突的多中心随机对照临床试验［J］．四川大学学报，2009，40（5）：964-965.（文献分级：Ⅱ，Jadad 评分：6 分；推荐级别：B）

[40] 王建平，贾莉．两种术式治疗直肠前突的对比研究［J］．中国中医药咨询，2011，3（17）：91

－92. （文献分级：Ⅱ，Jadad 评分：3 分；推荐级别：C）

[41] 刘春强，李晶. 菱形点状结扎配合消痔灵注射治疗直肠前突临床研究 [J]. 实用中医药杂志，2012，28 (6)：473－474. （文献分级：Ⅱ，Jadad 评分：3 分；推荐级别：C）

[42] 李五九，景慧玲，李譬红. 中西医结合微创治疗出口梗阻型便秘181 例 [J]. 陕西中医，2007，28 (7)：830－832. （文献分级：Ⅰ，Jadad 评分：3 分；推荐级别：C）

[43] 陈伟. 经直肠补片修补并行为调整治疗直肠前突型便秘效果观察 [J]. 山东医药，2011，51 (51)：45－46. （文献分级：Ⅱ，Jadad 评分：3 分；推荐级别：C）

[44] 胡良胜，杨德群. PPH 并肛门括约肌松解术治疗直肠前突的临床观察 [J]. 湖北中医学院学报，2006，8 (2)：25－26. （文献分级：Ⅱ，Jadad 评分：3 分；推荐级别：C）

[45] 林军，方咏，李志国，等. 国产吻合器治疗直肠前突的临床应用 [J]. 结直肠肛门外科，2007，13 (4)：251－252. （文献分级：Ⅱ，Jadad 评分：3 分；推荐级别：C）

[46] 唐清珠，子树明，顾成义，等. STARR 手术治疗出口梗阻型便秘214 例的临床分析 [J]. 中华普外科手术学杂志（电子版），2010，4 (3)：281－287. （文献分级：Ⅱ，Jadad 评分：3 分；推荐级别：C）

[47] 刘庆圣，吴丹妮. 经肛吻合器直肠切除术与经肛门修补术治疗直肠前突疗效比较 [J]. 中国肛肠病杂志，2012，32 (1)：22－23. （文献分级：Ⅱ，Jadad 评分：3 分；推荐级别：C）

[48] 姚宏伟. 双吻合器治疗中重度直肠前突症合并混合痔 [J]. 中国现代医生，2011，49 (22)：154－155. （文献分级：Ⅱ，Jadad 评分：3 分；推荐级别：C）

[49] 段文志，于文德，严少勤，等. 痔上黏膜切除术加矾藤痔注射治疗直肠黏膜内脱垂临床研究 [J]. 中国现代医生，2013，51 (4)：158－160. （文献分级：Ⅱ，Jadad 评分：3 分；推荐级别：C）

[50] 季利江，翁立平. 痔上黏膜环切术治疗直肠前突型便秘 [J]. 中国中西医结合外科杂志，2008，l4 (4)：373－374. （文献分级：Ⅲ，Minors 评分：13 分；）

[51] 胡巍，周云祥，李玉玮. PPH 术和 STARR 术在直肠前突治疗中的比较 [J]. 医学理论与实践，2014，27 (12)：1554－1555. （文献分级：Ⅱ，Jadad 评分：3 分；推荐级别：C）

[52] 任相海，江从庆，张廷涛，等. TST STARR＋：治疗出口梗阻型便秘的一项新术式 [J]. 中华胃肠外科杂志，2015，18 (1)：72－73. （文献分级：Ⅰ，Jadad 评分：2 分；推荐级别：C）

[53] 贺平，杨栋，张桢，等. 硬化注射加柱状缝合治疗直肠前突的临床研究 [J]. 结直肠肛门外科，2007，13 (2)：90－92.

[54] 席作武. 针刺配合消痔灵注射治疗直肠前突型便秘160 例疗效观察 [J]. 新中医，2003，35 (6)：45－46. （文献分级：Ⅰ，Jadad 评分：4 分；推荐级别：C）

[55] 贺平，郑发鹍，李俊，等. 硬化注射治疗直肠前突的临床研究 [J]. 大肠肛门病外科杂志，2005，11 (4)：264－266. （文献分级：Ⅱ，Jadad 评分：3 分；推荐级别：C）

[56] 陶弘武，柳越冬. 中医硬化注射法治疗直肠前突的影像学分析 [J]. 中华中医药学刊，2007，25 (2)：297－298. （文献分级：Ⅱ，Jadad 评分：4 分；推荐级别：C）

[57] 龚文敬，廖治先，杨向东，等. 自动痔疮套扎术（RPH）治疗Ⅱ、Ⅲ度直肠前突的临床观察 [J]. 结直肠肛门外科杂志，2007，13 (3)：138－140. （文献分级：Ⅱ，Jadad 评分：2 分；推荐级别：C）

[58] 陈艳妮，高文庆，陈宏美. 生物反馈疗法治疗出口梗阻型便秘38 例临床分析 [J]. 中国肛肠病

杂志，2011，31（6）：56－58.（文献分级：Ⅱ，Jadad 评分：2 分；推荐级别：D）

［59］李玉江．会阴穴埋线治疗重症直肠前突的临床研究［J］．中国实用医刊，2012，39（12）：23.
（文献分级：Ⅱ，Jadad 评分：3 分；推荐级别：C）

［60］谢胜，冯金娟．药穴指针疗法治疗出口梗阻型便秘 103 例临床观察［J］．江苏中医药，2010，
42（10）：58－60.（文献分级：Ⅰ，Jadad 评分：4 分；推荐级别：C）

［61］席作武．针药并用治疗便秘 160 例临床研究［J］．中国针灸，2003，23（11）：649－650.（文
献分级：Ⅰ，Jadad 评分：3 分；推荐级别：C）

［62］毛曦晔，陆明，文思泉．针灸治疗功能性出口梗阻型便秘疗效观察［J］．广西中医药，2013，
36（3）：25－26.（文献分级：Ⅱ，Jadad 评分：3 分；推荐级别：C）

［63］刘翚，杨旭，郭秀君，等．脉冲结肠水疗法治疗出口梗阻型便秘的效果及护理［J］．现代中西
医结合杂志，2012，21（29）：3266－3268.（文献分级：Ⅱ，Jadad 评分：2 分；推荐级别：
D）

［64］高蕾，陈曦，赵和．不同手法针刺白环俞配合电针治疗功能性出口梗阻型便秘［J］．中国现代
药物应用，2011，5（22）：46－47.（文献分级：Ⅰ，Jadad 评分：3 分；推荐级别：C）

［65］赵和，高蕾．电针白环俞治疗功能性出口梗阻型便秘 60 例［J］．中国中医药现代远程教育，
2011，9（6）：39－40.（文献分级：Ⅱ，Jadad 评分：3 分；推荐级别：C）

［66］张威，王荣．耳穴压豆在肛肠科应用体会［J］．辽宁中医药大学学报，2015，17（3）：145－147.

ICS 11.120
C 05

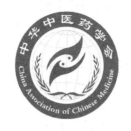

团 体 标 准

T/CACM 1166—2019
代替 ZYYXH/T329—2012

中医肛肠科临床诊疗指南
直肠脱垂

Clinical guidelines for diagnosis and treatment of proctology in TCM
Rectal prolapse

2019-01-30 发布

2020-01-01 实施

中华中医药学会 发布

前　言

本指南按照 GB/T 1.1—2009 给出的规则起草。

本指南代替了 ZYYXH/T 329—2012 中医肛肠科常见病诊疗指南·直肠脱垂，与 ZYYXH/T 329—2012 相比主要技术变化如下：

——修改了范围描述（见 1，2012 年版的 1）；

——修改了术语和定义（见 2，2012 年版的 2）；

——修改了临床症状（见 3.1.1.1 ~ 3.1.1.2，2012 年版的 3.1.1）；

——修改了体征（见 3.1.2，2012 年版的 3.1.2）；

——修改了诊断分型（见 3.3，2012 年版的 3.1.3）；

——修改了诊断分度（见 3.4，2012 年版的 3.1.3.2）；

——修改了鉴别诊断（见 3.5，2012 年版的 3.2）；

——修改了治疗原则（见 5.1，2012 年版的 5.1）；

——修改了分证论治（见 5.2.2 ~ 5.2.3，2012 年版的 5.2.2 ~ 5.2.3）；

——修改了中成药（见 5.3，2012 年版的 5.3）；

——修改了手术方式（见 5.6.1.1 ~ 5.6.1.2，2012 年版的 5.6.1.2 ~ 5.6.1.3）；

——修改了注射固定术的描述（见 5.6.1.4，2012 年版的 5.6.1.4）；

——增加了预防与调摄（见 6）。

本指南由中华中医药学会提出并归口。

本指南主要起草单位：河北省中医院、北京马应龙长青肛肠医院、辽宁中医药大学附属第三医院、成都中医药大学附属医院、福建中医药大学附属人民医院、浙江省立同德医院、贵州中医药大学第一附属医院、沧州市中西医结合医院、中国人民解放军第 117 医院、山西中医药大学附属医院、长春中医药大学附属医院。

本指南主要起草人：高记华、韩宝、张虹玺、黄德铨、石荣、陈诚豪、曹波、张重阳、鲁明良、魏峰明、李国峰、陈雪清、吴春晓、许建成。

本指南于 2012 年 7 月首次发布，2019 年 1 月第一次修订。

引　言

随着现代医疗技术的发展，近年来国内外对直肠脱垂的病因、发病机制、辅助检查、诊断以及治疗研究取得了很大进步，为了跟上国际发展趋势，更好地适应临床需要，进一步提高我国直肠脱垂的诊治水平，使直肠脱垂的诊断、治疗更加规范化，因此对 2012 版《中医肛肠科常见病诊疗指南·直肠脱垂》进行修订和完善。本次指南项目组通过文献研究、问卷调查、召开论证会和循证医学的方法，选择出有关直肠脱垂的高质量证据，形成推荐意见；同时分析了 2012 版《中医肛肠科常见病诊疗指南·直肠脱垂》发布以后临床实施过程中出现的问题和反馈意见，重点探讨了指南的实用性、有效性、可理解性、适用性及其在临床应用中存在的问题。在上述工作的基础上更新修订形成本指南。

本指南主要目的是推荐有循证医学证据的直肠脱垂的中医临床诊断与治疗，指导临床医生、护理人员进行临床实践活动；加强对直肠脱垂患者的管理；提高患者及家属对直肠脱垂的认识。建立既能体现中医药特色优势，又能为国内学术界广泛接受的直肠脱垂的中医临床诊疗指南，发掘整理和应用中医药治疗直肠脱垂的文献与精华，实现中医药治疗直肠脱垂临床工作的规范化。

中医肛肠科临床诊疗指南　直肠脱垂

1　范围

本指南提出了直肠脱垂的诊断、辨证、治疗。

本指南适用于直肠脱垂的诊断和治疗。

2　术语和定义

下列术语和定义适用于本指南。

2.1

直肠脱垂 Rectal prolapse[1]

直肠脱垂是指肛管、直肠黏膜、直肠全层和部分乙状结肠向下移位，并脱出肛门外的一种慢性疾患。本病任何年龄均可罹患，多发生于小儿、老人和经产妇。目前发病机理不明确，中医学认为主要与小儿气血未旺或先天不足；成人气血衰退，中气不足；或妇女分娩、耗气伤血；以及慢性泻痢、习惯性便秘、长期咳嗽等导致气虚下陷，固摄失司，以致肛管直肠向下脱出。

本病归属于中医"脱肛"等范畴。[2]

3　诊断[1]

3.1　诊断要点

3.1.1　临床症状

3.1.1.1　主要症状

排便时和排便后或者咳嗽、走路、下蹲及其他因素引起腹压增加时出现直肠脱出肛门外。

3.1.1.2　伴随症状

可伴有排便异常、肛门分泌物、出血、坠胀[3]及瘙痒等。

3.1.2　体征

——肛门视诊：直肠脱出肛门外，直肠黏膜充血、水肿，严重时表面溃疡，黏液分泌物多，出血。

——肛门指诊：直肠脱垂肛门松弛，肛门括约肌功能下降。

3.2　辅助检查

主要有脱垂长度测量、排粪造影检查、肛管直肠测压、下消化道造影、MRI、结肠镜检查、肛管直肠腔内超声。[4-5]

3.3　诊断分型

直肠脱垂根据脱出组织分为两型：

——不完全性直肠脱垂：即直肠黏膜脱垂。表现为直肠黏膜层脱出肛外，脱出物为半球形，其表面可见以直肠腔为中心的环状黏膜沟。

——完全性直肠脱垂：即直肠全层脱垂。脱垂的直肠呈圆锥形或圆柱形，脱出部分可以直肠腔为中心，呈同心圆排列的黏膜环状沟。

3.4　诊断分度

直肠脱垂根据脱垂程度分为三度。

——Ⅰ度为直肠黏膜脱出，脱出物淡红色，长3～5cm，触之柔软，无弹性，不易出血，便后可自行还纳，肛门对气、液可自主控制。

——Ⅱ度为直肠全层脱出，脱出物长5～10cm，呈圆锥状，淡红色，表面为环状而有层次的黏膜皱襞，触之较厚，有弹性，肛门松弛，便后有时需用手回复，肛门对气体、稀便不能自主控制，对干便可自主控制。

——Ⅲ度为直肠及部分乙状结肠脱出，长达 10cm 以上，呈圆柱状，触之很厚，肛门松弛无力，肛门松弛，对干便、稀便及气体均不可自主控制。

3.5 鉴别诊断[1]

直肠脱垂需与内痔脱出、直肠息肉、晚期肛管直肠癌、肛管皮肤缺损或痔环切术后引起的黏膜外翻等鉴别。

3.5.1 内痔脱出

为痔核脱出，一个或多个，痔核之间有正常凹陷的黏膜，常伴便血，括约肌有力，可鉴别。

3.5.2 直肠息肉

多见于儿童，脱出的息肉一般为单个，有蒂，头圆，表面光滑，质韧，可活动，易出血。

3.5.3 晚期肛管直肠癌

可脱出肛门外，呈菜花状，质脆，易出血，活检可鉴别。

3.5.4 肛管皮肤缺损或痔术后

多为手术损伤，肛管皮肤缺损，黏膜外翻，无脱出、括约肌无力症状。

4 辨证

4.1 气虚下陷证

便后肛门有物脱出，甚则咳嗽、行走、排尿时脱出，劳累后加重，伴有纳少，神疲体倦，气短声低，头晕心悸。舌质淡体胖，边有齿痕；脉弱。

4.2 肾气不固证

直肠滑脱不收，伴有面色㿠白，听力减退，腰膝酸软，小便频数或夜尿多，久泻久痢。舌淡，苔白；脉沉弱。

4.3 气血两虚证

直肠脱出，伴有面色㿠白或萎黄，少气懒言，头晕眼花，心悸健忘或失眠。舌淡，苔白；脉细弱。

4.4 湿热下注证

直肠脱出，嵌顿不能还纳，伴肛门肿痛，面赤身热，口干口臭，腹胀便结，小便短赤。舌红，苔黄腻；脉滑数。

5 治疗

5.1 治疗原则

直肠脱垂的治疗目的重在消除、减轻症状，纠正造成脱垂的原发因素和局部处理。如腹泻、便秘等疾病引起的直肠脱垂，治愈原发病后脱垂或可治愈。小儿直肠脱垂有自愈倾向，应以保守疗法为主，但脱垂明显者可采用注射疗法。成人直肠脱垂应以注射疗法为主，并配合其他疗法，加强肛门括约肌功能。对完全性直肠脱垂，可选用注射或手术治疗，或两法皆用。

5.2 分证论治

5.2.1 气虚下陷证

治法：补中益气，升提固脱。

主方：补中益气汤（《脾胃论》）加减。（推荐级别：B）

常用药：黄芪、人参、白术、升麻、柴胡、陈皮、当归、炙甘草。

5.2.2 肾气不固证

治法：补肾固脱。

主方：四神丸（《证治准绳》）加减。（推荐级别：C）

常用药：肉豆蔻、补骨脂、五味子、吴茱萸、大枣、生姜。

5.2.3 气血两虚证

治法：益气养血。

主方：八珍汤（《瑞竹堂经验方》）加减。（推荐级别：C）

常用药：人参、白术、茯苓、甘草、当归、白芍药、熟地黄、川芎、生姜、大枣。

5.2.4 湿热下注证

治法：清热利湿。

主方：葛根芩连汤《伤寒论》）加减。（推荐级别：C）

常用药：葛根、黄芩、黄连、香附、川芎、白芷、炒白术、茯苓、薏苡仁。

5.3 中成药[6-8]

5.3.1 补中益气丸

适用于气虚下陷证；功效：补中益气；用法：口服，一次8~10丸，一日3次。

5.3.2 金匮肾气丸

适用于肾气不固证；功效：温补肾阳；用法：口服，一次20~25粒，一日2次。

5.3.3 八珍颗粒

适用于气血两虚证；功效：益气补血；用法：开水冲服，一次1袋，一日2次。

5.3.4 二妙丸

适用于湿热下注证；功效：清热燥湿；用法：口服，一次6~9克，一日2次。

5.4 外用药治疗[6]

5.4.1 熏洗法

苦参汤加明矾、五倍子、石榴皮，煎水坐浴，每日2次。

5.4.2 外敷法

五倍子、明矾、冰片，共研细末，混合均匀，外敷。

5.5 针灸治疗

针灸疗法适用于小儿直肠脱垂和部分成人Ⅰ度直肠脱垂者。

成人：选取长强、百会、足三里、大肠俞、承山、八髎穴等穴针刺，每日1次，7天为一疗程。

小儿选取百会穴艾灸，每次10分钟，每日1次，7天为一疗程。[7][9-10]

5.6 手术治疗

5.6.1 手术方式

5.6.1.1 胶圈套扎手术

适用于Ⅰ度脱垂，可作为术式之一，联合其他手术方式使用。[11]

5.6.1.2 PPH吻合术（经肛门吻合器直肠黏膜切除术）

适用于Ⅰ度脱垂，可作为术式之一，联合其他手术方式使用。[8][12-14]

5.6.1.3 TST手术（选择性痔上黏膜吻合术）

适用于Ⅰ度脱垂，可作为术式之一，联合其他手术方式使用。

5.6.1.4 注射固定术

注射术多使用消痔灵注射液或矾藤痔注射液[15-19][20]。

——直肠黏膜下层注射术：适用于Ⅰ、Ⅱ、Ⅲ度直肠脱垂。伴有肠疝、子宫脱垂、膀胱脱垂、直肠炎、腹泻、肛周炎及持续性腹压增加疾病时应禁用。

——直肠周围注射术：适用于Ⅰ、Ⅱ、Ⅲ度直肠脱垂。伴有肠疝、子宫脱垂、膀胱脱垂、直肠炎、腹泻、肛周炎及持续性腹压增加疾病时应禁用。

——直肠黏膜紧缩术（结扎）：只作为直肠黏膜下层注射后或直肠周围注射后的补充治疗，一般在注射后同时进行直肠黏膜紧缩术。适用于脱垂时间长，肛门括约肌功能不良，注射后可见黏膜堆积明显或伴有混合痔的直肠脱垂患者。

5.6.1.5 肛门紧缩术

适用于肛门收缩无力或肛门松弛的直肠脱垂,尤其老年体弱、不适合较大手术者。在完成直肠内黏膜下注射、直肠周围注射后或完成直肠黏膜紧缩术后,可同时进行肛门紧缩术。该术式属于治疗直肠脱垂的辅助性处理,如单独应用,疗效较差。肠炎、腹泻、肛门周围急性炎症、合并严重的内科疾病时应禁用。[13][19][21-25]

5.6.1.6 经会阴部手术

年老体弱者较适合,尤以低位且无其他合并症的直肠内套叠为首选。肠炎、腹泻、肛门周围急性炎症、合并严重的内科疾病时应禁用。常用术式包括黏膜环切肌层折叠缝合术(Delorme术)、肛门圈缩小术、黏膜折叠和肛管缩窄术(Gant术)、经会阴行直肠乙状结肠部分切除术等。优点在于手术简便,创伤小,耗时短,无开腹并发症,缺点是术后复发率及大便失禁率较高。[15][26-29]

5.6.1.7 经腹部手术

适用于Ⅱ~Ⅲ度直肠完全性脱垂,或盆底疝、子宫脱垂后倾,或膀胱脱垂及严重盆底脱垂的直肠内脱垂,经非手术治疗失败以后的患者。肠炎、腹泻、肛门周围急性炎症以及合并严重的内科疾病患者禁用。经腹部手术疗法主要有"悬吊"或"悬吊加肠切除术"。

其术式包括:直肠前悬吊固定术(Ripsten术)、Ivalon海绵植入术(Well术)、直肠骶骨悬吊术(Orr术)、直肠前壁折叠术、直肠前切除术、直肠切除固定术、Goldberg手术(直肠侧壁与骶骨脊膜固定,同时切除冗长的乙状结肠。目前多经腹腔镜治疗,包括直肠部分切除和直肠不切除的直肠固定术,是一种安全的手术方式)等。优点是疗效确切,复发率相对较低,但上述手术均存在术中骶前出血、术后便秘、性功能障碍、狭窄、粘连性小肠梗阻、感染和悬带滑脱等并发症。术后应适当应用抗生素,进少渣饮食,控制排便2~3天,一周后拆线。[15][30-31]

5.6.2 术后并发症及预防

5.6.2.1 出血

部分患者手术后可有迟发性出血。应注意手术中严密止血和术后观察,必要时需手术止血。

5.6.2.2 尿潴留

术前排空膀胱,控制输液量和输液速度,选择合适的麻醉方式,可预防尿潴留的发生。如发生尿潴留,可针刺关元、三阴交、至阴穴,还可用新斯的明足三里封闭或新斯的明肌肉注射治疗,必要时需导尿。[9-10]

5.6.2.3 感染

术前、术后进行抗生素治疗,术中严格无菌操作。

5.6.2.4 肛门功能障碍

根据病人的年龄及疾病特征,避免易导致此种并发症的术式,且术中可合并采取肛门紧缩术。

5.7 手法复位治疗

直肠脱垂时,可以清洁双手将直肠送回原位。

6. 预防与调摄

——积极治疗引起腹压增高的原发病,避免负重远行,每天进行提肛运动锻炼,局部使用丁字形托带固定。

——多食新鲜水果和蔬菜,进食多渣饮食,忌食辛辣刺激食物。

参 考 文 献

［1］张东铭．结直肠盆底外科解剖与手术学［M］．合肥：安徽科学技术出版社，2013．

［2］范行准．神农本草经［M］．上海：上海市书刊出版社，1955．

［3］张相安，郭梅珍，张双喜，等．扶脾丸治疗脾胃虚寒型脱肛31例［J］．中国实验方剂学杂志，2014，20（21）：217-220．（中医文献依据分类：Ⅲ，Jadad量表评分：3分；推荐级别：D）

［4］王丽娜，翁文采，权力，等．直肠脱垂的X线排便造影分型及其临床应用价值［J］．医学影像，2012，（27）：95-97．（中医文献依据分类：Ⅱ，Jadad量表评分：3分）

［5］崔国策，李华山，王晓锋．盆腔器官脱垂的动态MRI研究进展［J］．世界华人消化杂志，2011，19（24）：2515-2520．（中医文献依据分类：Ⅱ，Jadad量表评分：3分；推荐级别：C）

［6］夏宇虹，王振宜．直肠脱垂的中医治疗进展［J］．吉林中医药，2013，33（9）：963-966．（中医文献依据分类：Ⅱ，Jadad量表评分：3分）

［7］高景芳．中药配合针灸疗法治疗直肠脱垂100例分析［J］．吉林大学学报，2008，34（5）：793．（中医文献依据分类：Ⅰ，Jadad量表评分：5分；推荐级别：D）

［8］陈淑君，杨晶晶．PPH术配合中药治疗直肠黏膜内脱垂型便秘60例［J］．光明中医，2012，2（2）：334-335．（中医文献依据分类：Ⅱ，Jadad量表评分：3分；推荐级别：D）

［9］朱健伟，傅林平，侯艳梅，等．针灸治疗肛肠病术后尿潴留47例［J］．现代中西医结合杂志，2009，18（24）：2945．（中医文献依据分类：Ⅱ，Jadad量表评分：3分）

［10］董蓓蓓，史仁杰．中医药治疗肛肠病术后尿潴留研究近况［J］．中国中医急症，2011，20（3）：438-439．（中医文献依据分类：Ⅱ，Jadad量表评分：3分）

［11］盛传亮．胶圈套扎法治疗肛门直肠疾病（附500例临床分析）［J］．中国厂矿医学，1996（5）：321-322．（中医文献依据分类：Ⅱ，Jadad量表评分：3分；推荐级别：C）

［12］郑英武，陈志霞．PPH在直肠脱垂治疗中的应用［J］．医药论坛杂志，2008（23）：34-36．（中医文献依据分类：Ⅱ，Jadad量表评分：2分；推荐级别：D）

［13］张莉，吴金栋．200例直肠脱垂手术治疗分析［J］．中国医案，2009（7）：43-45．（中医文献依据分类：Ⅱ，Jadad量表评分：3分；推荐级别：C）

［14］缪红卫，陈霞，洪承武，等．改良PPH加双层4步注射术治疗完全性直肠脱垂［J］．中国中西医结合外科杂志，2010，16（6）：689-691．（中医文献依据分类：Ⅱ，Jadad量表评分：3分；推荐级别：C）

［15］魏巍，李保琴，李荣先，等．回顾性分析经腹与经会阴手术治疗完全性直肠脱垂104例［J］．世界华人消化杂志，2015，23（22）：3643-3647．（中医文献依据分类：Ⅰ，Jadad量表评分：5分；推荐级别：C）

［16］李华山，李国栋．消痔灵双层四步注射治疗成人完全性直肠脱垂117例［J］．大肠肛门病外科杂志，2003，9（3）：183-184．（中医文献依据分类：Ⅰ，Jadad量表评分：5分；推荐级别：B）

［17］韩宝，史兆岐，刘光亮，等．直肠内外注射法治疗直肠脱垂的临床研究［J］．中华医药学报，2004，19（增刊）：91-93．（中医文献依据分类：Ⅰ，Jadad量表评分：3分；推荐级别：C）

［18］韩宝，聂广军．消痔灵注射治疗直肠脱垂266例［J］．人民军医，2008，51（3）：165．（中医

文献依据分类：Ⅰ，Jadad 量表评分：5 分；推荐级别：B)

[19] 李金元，娄艳梅，何怡妮. 硬化剂注射加肛门环缩术配合中药熏洗治疗直肠脱垂临床研究［J］. 实用中医药杂志，2011，27（7）：461.（中医文献依据分类：Ⅱ，Jadad 量表评分：3 分；推荐级别：C)

[20] 崔国策，祝子贝，李华山. 消痔灵直肠周围间隙八点注射法治疗完全性直肠脱垂的疗效观察［J］. 中华中医药杂志，2017，32（5）：2315 - 2318.（中医文献依据分类：Ⅲ，Jadad 量表评分：3 分；推荐级别：C)

[21] 曾莉，李淑英. 三联手术治疗Ⅱ、Ⅲ度直肠脱垂 56 例临床分析［J］. 中国综合临床，2006，22（7）：632 - 633.（中医文献依据分类：Ⅱ，Jadad 量表评分：3 分；推荐级别：C)

[22] 韩宝，徐慧岩. 经肛门治疗直肠脱垂的临床观察与体会［J］. 世界中西医结合杂志，2011，6（5）：413 - 414.（中医文献依据分类：Ⅰ：Jadad 量表评分：5 分；推荐级别：C)

[23] 刘国荣. 三联法治疗重度直肠脱垂伴肛门松弛 35 例［J］. 湖南中医杂志，2010，26（2）：72.（中医文献依据分类：Ⅱ，Jadad 量表评分：3 分；推荐级别：C)

[24] 王亚群. 柱状缝扎、点状注射、选择性肛门紧缩术治疗直肠脱垂临床观察［J］. 结直肠肛门外科，2013，19（3）：180 - 181.（中医文献依据分类：Ⅱ，Jadad 量表评分：3 分；推荐级别：B)

[25] 王伟一，赵亚冰. 联合术式治疗直肠脱垂 102 例疗效分析［J］. 中外医疗，2015（12）：63 - 64.（中医文献依据分类：Ⅲ，Jadad 量表评分：3 分；推荐级别：B)

[26] 马树梅，王晓锋，李华山. 直肠脱垂常见的经会阴术式选择［J］. 世界华人消化杂志，2010，18（32）：3391 - 3395.（中医文献依据分类：Ⅱ，Jadad 量表评分：3 分)

[27] 韩宝，张建柏. 直肠脱垂经会阴治疗进展［C］. 中医肛肠理论与实践，2010，616 - 620.（中医文献依据分类：Ⅱ，Jadad 量表评分：3 分)

[28] 刘妍芳，郭东来，张谦. Delorme 手术治疗 21 例完全性直肠脱垂的效果观察［J］. 山西医科大学学报，2014，45（6）：500 - 502.（中医文献依据分类：Ⅲ，Jadad 量表评分：3 分；推荐级别：C)

[29] 魏巍，李荣先，李红梅，等. 改良 Delorme 手术治疗直肠脱垂临床疗效观察［J］. 新乡医学院学报，2017，34（8）：734 - 737.（中医文献依据分类：Ⅲ，Jadad 量表评分：3 分；推荐级别：C)

[30] 贺平，杨超. 三联手术治疗Ⅱ、Ⅲ度直肠脱垂临床疗效观察［J］. 结直肠肛门外科，2010（1）：30 - 31.（中医文献依据分类：Ⅱ，Jadad 量表评分：2 分；推荐级别：C)

[31] 马树梅，王晓峰，李华山. 直肠脱垂常见的经腹术式选择［J］. 世界华人消化杂志，2010，18（31）：3281 - 3286.（中医文献依据分类：Ⅲ，Jadad 量表评分：3 分；推荐级别：C)